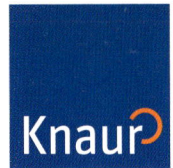

Christiane Wolff

Pilates

für Schulter, Nacken und Rücken

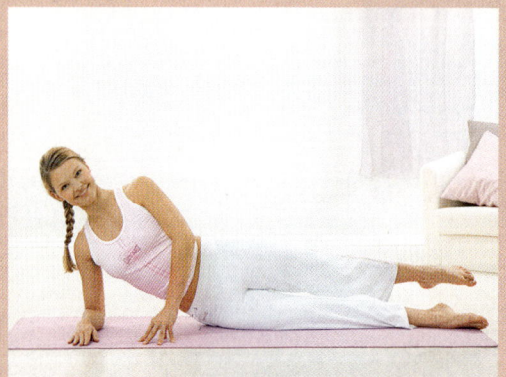
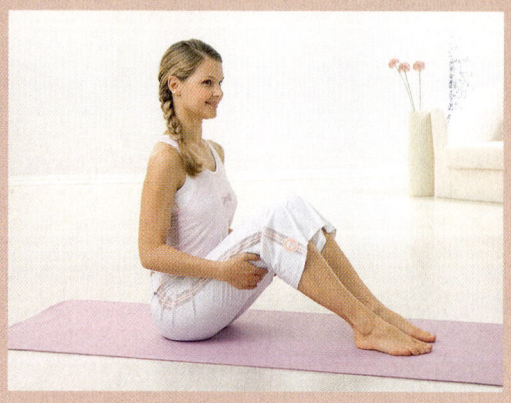

Inhalt

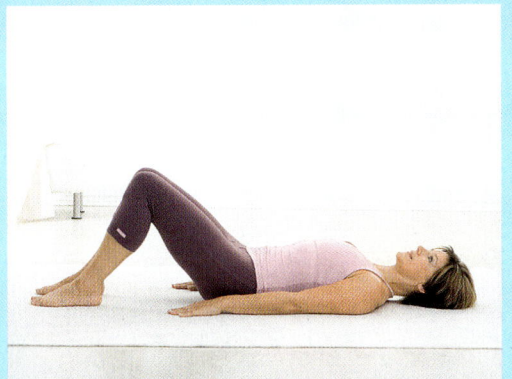
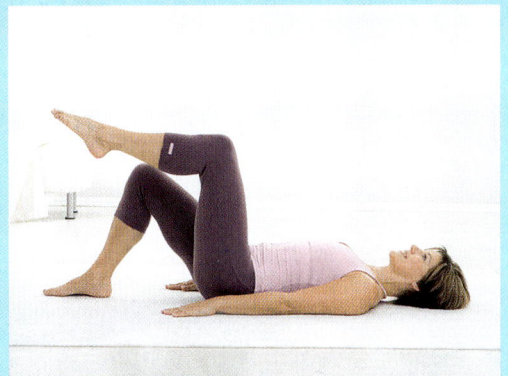

Vorwort

Liebe Leserin, lieber Leser,

der Mensch ist bekanntlich so alt wie seine Gefäße, er fühlt sich aber stets so alt, wie es dem aktuellen Zustandsbild seines Halte- und Bewegungsapparats entspricht. Davon wissen gerade Patienten in meinem Fachgebiet ein Lied zu singen, wenn schmerzhafte Beeinträchtigungen im Bereich wichtiger Gelenke die Lebensqualität doch erheblich reduzieren.

Typische orthopädische Wetterecken, die zu Überlastungen und degenerativen Prozessen neigen, sind neben Knie- und Hüftgelenk gerade auch die Wirbelsäule sowie der Schulter-Nacken-Bereich. Stereotype Zwangshaltungen hinter dem Steuer, am PC, unter Alltagsbedingungen, aber auch im Sport wirken hier disponierend. Dieses Buch mit dem Fokus auf Rücken, Schulter und Nacken problematisiert gekonnt die komplexe Funktionalität dieser Regionen und die Notwendigkeit, sich frühzeitig mit Elementen der Primärprävention zur funktionsgerechten Stabilisierung der Wirbelsäule und optimalen Ausrichtung Ihrer Körperkompetenz vertraut zu machen.

Die harmonische Verknüpfung bewährter Pilates-Konzepte als anerkanntes Therapieprinzip mit Elementen aus Spiraldynamik und Yoga-Therapie machen das Buch im wahrsten Sinne des Wortes zu einem modernen orthopädischen Gesundheitsberater für Beruf, Alltag und Sport.

Privatdozent Dr. med. Martin Engelhardt

Chefarzt der orthopädischen Abteilung
der Städtischen Kliniken Osnabrück

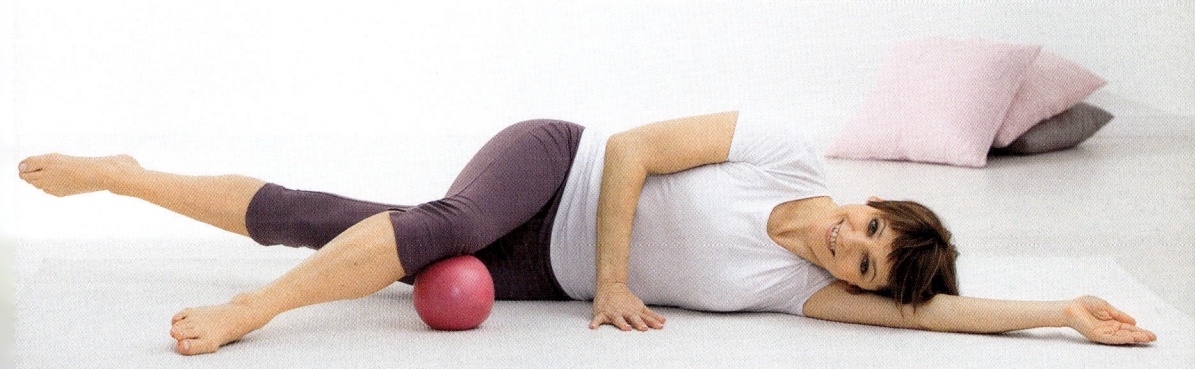

Was ist Pilates?

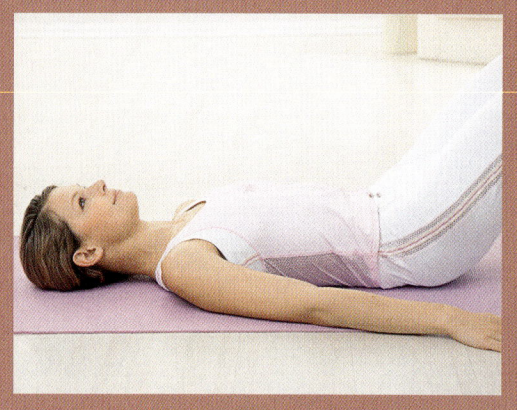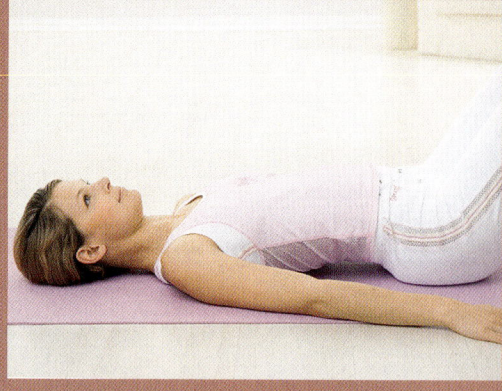

Das Herzstück der Pilates-Methode ist ein bewusster, präziser Umgang mit dem Körper. Aus einer gefühlvollen Interaktion mit dem Körperzentrum entstehen elegante, entspannte Bewegungen. Das Bewusstsein für diese innere Kraft und die Verbindung zum Bauchgefühl schenken Selbstsicherheit.

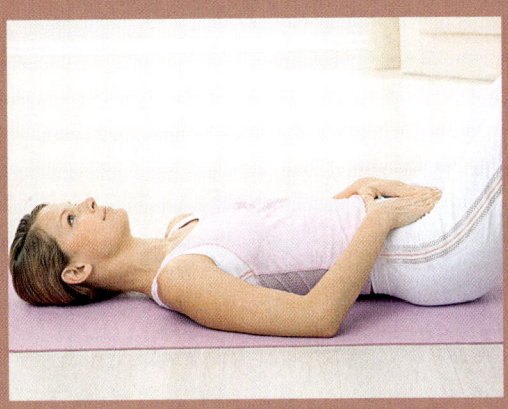

»Den Körper gleichmäßig entwickeln, falsche Haltungen korrigieren, den Verstand beseelen und den Geist aufrichten.«

Joseph Pilates

Pilates –
die Haltungsschule

Leiden auch Sie unter Rückenschmerzen oder verspannten

Schultern, die jede Bewegung zur Qual werden lassen?

Pilates kannte dieses Gefühl und entwickelte deshalb zu-

nächst für sich selbst ein neues Bewegungskonzept.

Schluss mit Schmerzen und Verspannungen

Mit dem bekannten Zitat »Gesundheit ist nicht alles, aber alles ist nichts ohne Gesundheit« von dem Philosophen Arthur Schopenhauer verbindet wohl jeder seine ganz persönlichen Erfahrungen und Einsichten. Aber immer mehr Menschen denken dabei an die Probleme, die sie mit ihrem Rücken haben. Und wer kennt sie nicht, die verspannten Schultern, die bei jeder Bewegung quälende Schmerzen verursachen? Oder sitzen Ihnen vielleicht Kummer und Stress im Nacken, strahlen in Rücken und Kopf aus und beeinträchtigen Ihre Kreativität und Lebenslust? Das kann zum Teufelskreis werden: Schmerzen, Unpässlichkeit, Bewegungseinschränkungen und Schonhaltungen beeinträchtigen die Freude an der Bewegung; aus der Bewegungslosigkeit resultieren schließlich weitere Verspannungen.

Dieses Gefühl von körperlicher Unterlegenheit und Einschränkung musste auch Joseph Pilates (1880–1967) kennenlernen; seine Antwort darauf war ein ganz neues Bewegungskonzept, welches er zunächst für sich selbst entwickelte und nutzte. Er, einst ein schwächliches, oft kränkelndes Kind, verstand es, sich methodisch selbst zu inspirieren und mit seinem unbeugsamen Willen »Berge zu versetzen«. Um nicht immer unterlegen sein zu müssen, stählte er seinen Körper durch verschiedene Sportarten, und aus dem schmalen Kind wurde ein sportlicher Jugendlicher, der mit 14 Jahren bereits Modell für Anatomie-Tafeln stand (siehe Seite 21).

■ Bei der Pilates-Methode werden die Begriffe »Gesundheits- und Körperbalance« großgeschrieben.

Später entwickelte er ein effizientes Ganzkörpertraining, einschließlich der vielen Hundert Übungen und der dazugehörenden Trainingsgeräte, die jeweils eine ganzheitliche Wirkung auf den Körper ausübten. Zum Teil inspiriert von asiatischen Bewegungsformen, stellte er nicht etwa bestimmte Muskelgruppen oder Trainingsziele für Teilbereiche des Körpers in den Vordergrund, sondern er betrachtete Körper und Geist als eine sich gegenseitig bedingende Einheit. Die vollständige Konzentration auf

»Ein Vogel besitzt zwar Flügel, doch kann er damit noch lange nicht fliegen, wenn er das Licht der Welt erblickt.«

die Ausrichtung des Körpers, die Präzision der Bewegungen sowie die Koordination jedes kleinsten Details bei der Ausführung schulen die Fokussierung aller Gedanken und Sinne auf den Körper und auf die komplexen Bewegungen. Die Besinnung auf den Körper, auf seine Grenzen, seine Belastbarkeit und seine Bedürfnisse gleicht die Seele aus und beruhigt die nicht enden wollenden Gedanken.

Von der Selbsterfahrung zum Trend

Nach den ersten Unterrichtsversuchen im Internierungslager in England während des Ersten Weltkriegs, bei der Polizei in Hamburg und als entscheidender Impulsgeber der ersten »Fitnesswelle« zu Turnvater Jahns Zeiten wanderte Pilates in den 1920er-Jahren nach Amerika aus. In seinem Studio im Haus des »New York City Dance Balletts« verfeinerte er seine Methode stetig, die dann sehr schnell zum Elite-Training avancierte. Anfangs kamen vor allem prominente Tänzer/-innen, Sportler/-innen und Künstler/-innen in den Genuss der positiven körperlichen Wirkungen seines Trainings mit der gezielten Kräftigung des Körperzentrums, der effektiven Schulung der Beweglichkeit der Wirbelsäule sowie der sichtbaren positiven Veränderung der Körperhaltung. Sie alle schätzten besonders die Ganzheitlichkeit von Pilates' Körperarbeit und erschienen deshalb gerne in seinem Studio.

Ganzkörpertraining

Das Pilates-Training setzt weder auf kurzfristigen Erfolg noch auf sportliche Leistung, sondern vielmehr auf körperliches und seelisches Wohlbefinden, Entspannung und Ausgleich.

Es ist ein konzentratives Ganzkörpertraining, das auf die Skelettmuskulatur wirkt und die geistige Auseinandersetzung mit den einzelnen Übungen fordert. Pilates formulierte es so: »Es geht nicht um Bodybuilding. Mein Ziel ist, Menschen ihre Natürlichkeit zurückzugeben.«

Auf der ganzen Welt geschätzte Methode

Die Popularität des Pilates-Trainings wuchs stetig an. Selbst Hollywood-Größen wie Sharon Stone, Madonna, Uma Thurman und viele nationale und internationale Stars betrachteten das effektive Programm als »Nonplusultra«; durch das neu gewonnene Körpergefühl konnten sie z. B. ihre Bühnenpräsenz enorm verbessern und somit von der Pilates-Methode also auch beruflich profitieren. Doch aus diesem »Nischen-Training« ist das Pilates-Programm längst herausgewachsen. Es hat sich mittlerweile als weltweiter Tanz-, Fitness- und Wellness-Trend etabliert. Hobby- und Leistungssportler nutzen Pilatesübungen, um einen Ausgleich zur häufig einseitigen Belastung ihrer Diszipin zu schaffen oder über die Bewegungsführung aus dem Körperzentrum ihre spezielle Technik zu verbessern. Prominente Beispiele gibt es genügend. Um nur eines zu nennen: Das »Sommermärchen 2006« der Deutschen Fußballnationalmannschaft wäre ohne »Core-Training« sicherlich nicht möglich gewesen.

Gut zu wissen:

Immer beliebter wird auch die Verbindung von Yoga und Pilates, was beide Konzepte bereichert. Durch die Bewegungseinleitung und -führung aus dem Körperzentrum verbessert sich die Praxis der Asanas (Körperhaltungen). Die Schwerkraftachsen werden optimiert, also rücken- und gelenkschonend ausgerichtet, sodass sich die positiven Wirkungen der Yogapositionen ungehemmt entfalten können.

Wachsende Fangemeinde auch in Deutschland

Längst haben in den meisten bundesdeutschen Fitnessstudios Pilates-Übungen Einzug gehalten. Ob Neueinsteiger oder »alter Fitnesshase« – die Erkenntnis, dass eine Bewegungsführung von innen nach außen und eine Verbindung von Bewegung und Atmung eine sinnvolle Bereicherung jeder Fitnessdisziplin sind, hat sich herumgesprochen. Wird in Wellnesshotels und -anlagen ein professioneller Pilates-Unterricht angeboten, finden Interessierte eine aktive Betätigung des Körpers mit allen Sinnen, sie sammeln neue Erfahrungen in puncto Bewegung, Entspannung und Körpergefühl. Die Fangemeinde des sehr individuell gestaltbaren Pilates-Trainings wird ständig größer und vielfältiger. Diese Entwicklung hätte Joseph Pilates sicherlich sehr erfreut, litt er doch Zeit seines Lebens unter der fehlenden Anerkennung seiner Methode in Medizinerkreisen.

Anerkanntes Rehabilitationssystem

1985 regte der engagierte Orthopäde und Chirurg Dr. James Garrick an, die Pilates-Methode in der Physiotherapie gezielt zur Prävention (Vorbeugung) und Rehabilitation (Wiederherstellung der körperlichen Funktionen) einzusetzen. Zunächst wurden im »Center of Sports Medicine« am St. Francis Memorial Hospital in San Francisco verletzte Tänzerinnen und Tänzer gezielt therapiert. Die beachtlichen Erfolge motivierten das engagierte Ärzte- und Therapeutenteam, auch mit Turnern, Skiläufern und anderen Athleten zu arbeiten. Schließlich wurde das Pilates-Übungsprogramm modifiziert und allen Patienten zugänglich gemacht. Die Therapeutinnen und Therapeuten waren mehr und mehr von der Wirkung des Ganzkörpergedankens überzeugt.

Der Körper wurde nun als ein geschlossenes System betrachtet, man strebte eine Harmonie aller Teile dieses Systems an.

Der gesamte Körper steht im Mittelpunkt

Jegliche Verschiebungen innerhalb dieses geschlossenen Systems provozieren Dysbalancen, das heißt unverhältnismäßige Belastungen einzelner Strukturen. Solche Über- oder Unterbelastungen sind Ursache von Krankheiten, Schmerzen oder Verspannungen. Außerdem können Verletzungen Unausgeglichenheit hervorrufen, wie auch umgekehrt Unausgeglichenheit Verletzungen verursachen kann. Jede Abweichung von der optimalen Grundhaltung, dem sogenannten Alignment, bedingt eine die Struktur strapazierende Kompensation. Verschieben sich Gelenke, kippen oder rotieren sie, so werden Bänder, Sehnen, Gelenkkapseln oder Knorpel einseitig belastet; dies führt auf Dauer zu Verschleiß. Gleichzeitig bewirkt die unphysiologische Belastung der Gelenke eine veränderte Ansteuerung und Nutzung der Muskulatur. Um die Verschiebungen auszugleichen, übernehmen die Muskeln Halte- und Stützaufgaben, für die sie eigentlich nicht bestimmt sind.

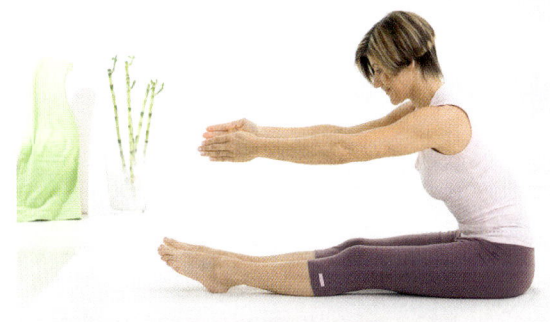

■ Der Perfektionist Pilates nannte seine Methode »Contrology«, die Lehre und Kunst der Kontrolle.

Daraus resultierende Über- und Fehlbelastungen verändern wiederum den Muskeltonus (Spannungszustand), die muskuläre Koordination (Zusammenspiel der Muskeln) und die gespeicherten Bewegungsmuster. Die Tendenz, die kräftigen Muskeln in Bewegungsmustern zu bevorzugen und damit unbewusst schwächere Muskeln zu vernachlässigen, zieht eine kontinuierliche Verstärkung der physiologischen Unausgeglichenheit nach sich. Hier liegen der Ansatzpunkt und die therapeutische Bedeutung der Pilates-Methode: Nach der Optimierung der Ausrichtung des Körpers rekonditioniert das Training den Körper von innen nach außen.

Im Fokus stehen nicht ausschließlich das verletzte, operierte oder schmerzende Körperteil, sondern die Ausrichtung, die Bewegungsführung und die Bewegungsqualität des gesamten Körpers.

»Girdle of Strength« – Stabilisierung des unteren Rückens

Die größte Schwachstelle des Körpers ist nach Ansicht von Pilates der untere Rücken; dagegen setzte er den »Girdle of strength«, das Band der Stärke (siehe Seite 29). Durch die gezielte Lenkung von Aufmerksamkeit, Atemmuster und Bewegungsanweisungen wird die Zusammenarbeit von Bauch-, Rücken- und Beckenbodenmuskulatur angestrebt. Die sensible Körpermitte zu finden und sich mit ihr auseinanderzusetzen, Bewegungen kontrolliert, präzise und leicht unter angemessenem Einsatz von Kraft und Dehnung auszuführen, das sind die entscheidenden Aspekte der Pilates-Methode. Es wird die tiefliegende, sogenannte intrinsische Muskulatur angesprochen, die für die Aufrichtung des Körpers verantwortlich ist. Daraus resultiert die Ökonomisierung des Bewegungsverhaltens.

Belastende Bewegungsmuster werden aufgespürt, um sie durch neue, effizientere zu ersetzen. Damit wirkt die Therapie gleichzeitig vorbeugend. Vor allem aber schafft sie ein anhaltendes Wohlgefühl und Schmerzfreiheit. Dieser Ansatz ist mittlerweile weltweit unverzichtbar im Bereich der Krankengymnastik und Rehabilitation. Entsprechend findet sich das Pilates-Training als Bestandteil der Physiotherapie und Osteopathie.

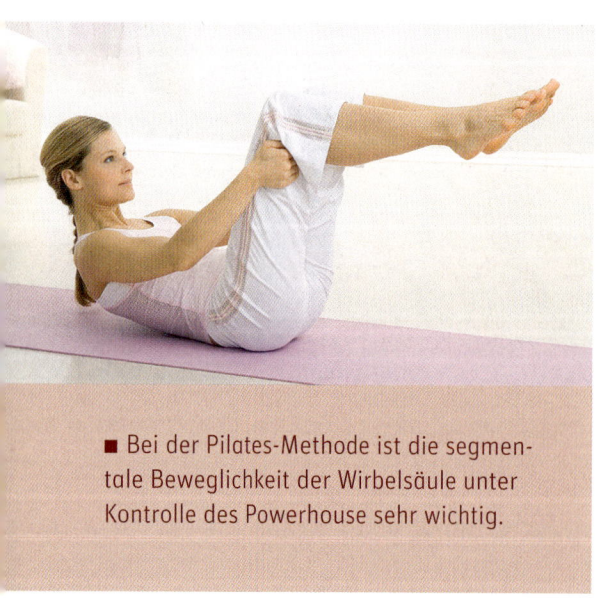

■ Bei der Pilates-Methode ist die segmentale Beweglichkeit der Wirbelsäule unter Kontrolle des Powerhouse sehr wichtig.

Der feine Unterschied

Der eigentliche Vorzug des Pilates-Trainings zeigt sich dort, wo leider die meisten Fitness- und Präventionsprogramme bereits enden. Erst die logische Verknüpfung von Bewegung, Atmung und Bewusstsein eröffnet den idealen Weg zu angepasstem Körpergefühl, mehr Leistungsfähigkeit und höherer Belastbarkeit. Im Pilates-Training lernen Sie, Ihren Körper mit allen Sinnen wahrzunehmen, ihn zu schätzen und gezielt zu schützen. Sie unterstützen gesundheitsfördernde Prozesse, indem Sie Fehlhaltungen und belastende Bewegungsmuster entdecken sowie Bewegungsqualität und Körpersensibilität noch besser entwickeln.

»Es ist der Geist, der sich den Körper baut.« Dieses Zitat von Friedrich von Schiller (1759–1805) führte Pilates gern an.

Verbessern Sie gleich jetzt Ihre Haltung

Auf der einen Seite wird durch das Pilates-Training das nötige Gerüst stabilisiert: Wichtige Muskelgruppen des Körperzentrums werden gekräftigt, Gelenkstabilisatoren reaktiviert, Bewegungseinschränkungen gelöst und die intermuskuläre Koordination wird geschult. Auf der anderen Seite lenkt die konsequente Verbindung von Atmung und Bewegung den Fokus auf die Körperwahrnehmung und fördert die Konzentrationsfähigkeit. Joseph Pilates brachte es auf den Punkt: *»Meine Methode fördert den Körper ganzheitlich. Sie korrigiert Fehlhaltungen, aktiviert Leistungsfähigkeit, verbessert die Mentalstärke und steigert die Lebensfreude.«*
Bereits während Sie in diesem Buch lesen, können Sie etwas für Ihre Schultern und Ihren Rücken tun. Beginnen Sie sofort und lenken Sie Ihre Aufmerksamkeit auf Ihre Körperhaltung. Kann Ihr Atem frei fließen? Lädt Ihre Haltung die Schultern zum Entspannen ein, damit jegliche Spannung herausrieseln kann? Ist Ihr Rücken wirklich locker und entspannt?

Voraussetzung für Glück

Über die »erlernbare Kunst der Kontrolle« mit der Schulung von Koordination, Geist und Seele entsteht laut Pilates Lebensqualität für jeden Menschen:

»Körperliche Fitness ist die entscheidende Voraussetzung für Glück. Erst eine aufrechte Haltung, eine angemessene Körperkontrolle mit einem gesunden Geist ermöglichen mit Leichtigkeit die Bewältigung der vielfältigen täglichen Aufgaben und gleichzeitig die Entstehung von spontaner Begeisterung und Freude.«

Vielleicht haben Sie beim Lesen dieser Fragen unwillkürlich Ihre Haltung gewechselt und sitzen nun vollkommen aufrecht, als hätten Sie einen Stock verschluckt. Fühlen Sie sich denn jetzt wirklich besser? Bei immer wiederkehrenden Rückenschmerzen oder hartnäckigen Verspannungen im Schultergürtel wird tatsächlich des Öfteren empfohlen, diesen Problemen mit gewissen Übungen und durch harte Disziplin im Alltag zu Leibe zu rücken.

Aus meiner Sicht stellt der Rücken jedoch einen höchst sensiblen Teil unseres Körpers dar. Anstatt die Zähne zusammenzubeißen und sich starr auszurichten, ist es besser, den Geheimnissen des Rückens auf die Spur zu kommen. Fest steht aus heutiger therapeutischer Sicht, dass der Körper nichts vergisst, sondern Erlebtes speichert und verankert. Ganzheitliche Körpertherapien gingen lange Zeit davon aus, dass Frauen auf Überlastung und Druck eher mit Beschwerden im Schultergürtel und an der Brustwirbelsäule reagieren, während es bei Männern zu Problemen im unteren Rücken und im Kreuzbeinbereich kommt. Mit der zunehmenden Doppelbelastung der Frauen und ihrem Aufbruch in männertypische gesellschaftliche Strukturen hat sich allerdings auch ihr Beschwerdebild verändert und angepasst.

Missachtete Signale

In unserer zivilisierten Gesellschaft eher geschlechtsunabhängig ist der Umgang mit Kopf und Körper. Der Kopf gilt als die unangefochtene Entscheidungszentrale, sozusagen die Chefetage, und der Körper hat einfach zu funktionieren. Signale des Körpers, die Entspannung oder Ausgleich wünschen, werden übergangen, der Kopf nennt viele leistungsbezogene Argumente, die dem Körper diktieren zu funktionieren.

Rückenschmerzen durch Energieblockaden

Yoga und einige andere asiatische Philosophien gehen davon aus, dass der Rücken der entscheidende Sitz der Urenergie ist, aus der das Universum entstand. Zwei wichtige Nadis (Energiekanäle der Lebensenergie Prana) verlaufen links und rechts der Wirbelsäule, während sich die feinstofflichen Hauptadern *susumna* im Inneren der Wirbelsäule befinden. Prana, unsere Lebensenergie, reagiert direkt auf Disharmonien zwischen Körper und Seele, Kopf und Herz. Alle diese Erlebnisse äußern sich in Blockaden und Stauungen des Energieflusses und werden im Rücken aufbewahrt, eingelagert und schließlich als Verspannungen erlebbar.

Auch wenn der Kopf alle Widrigkeiten schon längst vergessen hat, so haben die Strukturen des Rückens ein differenziertes Gedächtnis. Um Blockaden zu lösen, wird die Rückentherapie meist erst in Anspruch genommen, wenn der Schmerz bereits dominiert. Dann allerdings ist es kaum mehr möglich, locker und im Fluss zu sein oder gar loszulassen.

Der Rücken in der Welt der Märchen

Auch wenn viele Menschen mit dem Wort Rücken allzu schnell Schmerz und Verspannung assoziieren, scheint es trotzdem noch ganz andere Sensoren des Rückens zu geben. Haben Sie schon einmal sehr deutlich starrende Blicke an der Rückseite Ihres Körpers gespürt und mussten dann dem Bedürfnis nachgeben, sich umzudrehen? In einigen Märchen finden magische Initiationen über den Rücken statt: Zauberwesen springen auf den Rücken, Kräfte werden dort wahrgenommen, und Unheimliches lässt sich nicht abschütteln.

In Märchen werden oft Schutzengel hinter Kindern oder zu beschützenden Menschen vermutet oder dargestellt.

Über den Rücken begegnet uns Gefährliches, Stärkendes und Schützendes. Die Botschaft und die Weisheit der Märchen scheint uns lehren zu wollen, dass ein starkes Rückgrat

Der Körper – ein offenes Buch

Überzeugen Sie weder yogische Energie-Philosophien noch Märchendeutung? Haben sich Ihnen denn wirklich noch nie die Nackenhaare gesträubt bei einer schaurigen Nachricht? Kam Ihr Atem noch nie vor Schreck ins Stocken? Saß Ihnen noch nie der Stress im Nacken?

Sorgen und Ängste scheinen ein nicht zu stoppendes Perpetuum mobile zu sein, denn irgendetwas sorgt uns immer, auch wenn der Kopf es gerne verdrängt. Es breitet sich dann im Körper aus und wird im Rücken archiviert. Innere Einstellungen spiegeln sich in unserer äußeren Haltung wider, und bei ständigem äußerem Druck fällt es schwerer und schwerer, sich schmerzfrei auszurichten.

weniger etwas mit einem besonders gut trainierten Rücken zu tun hat, als vielmehr mit Selbstsicherheit und Entscheidungsfreude einhergeht. Vor allem aber steht es für die Charakterstärke, sich zu sich selbst zu bekennen, alle vermeintlichen Schwächen und Fehlentscheidungen eingeschlossen.

In der Märchenwelt befindet sich der Sitz der Geister im Rücken, was die Deutung nahelegt, dass verdrängte und unbewusste Ereignisse, die im Rücken brennen, spezielle Wahrnehmungsorgane fordern. Zur Schmerzbekämpfung müssen daher die Sensoren des Rückens genau erspürt werden. Um Verborgenes zu sehen, scheint das Verrenken von Rücken und Kopf keine Lösung zu sein. Rückensignale lassen sich nämlich ausschließlich durch Körpergefühl und Propriorezeptoren, die der Steuerung von Haltung und Bewegung dienen, deuten.

Jeder äußere Impuls löst muskuläre Reaktionen und gegebenenfalls auch Verspannungen aus, oftmals ohne unsere Wahrnehmung.

Körperhaltung als Ausdruck der inneren Einstellung

Alle Informationsimpulse des Gehirns lösen Reaktionen im Körper aus. Bei Leistungsschwimmerinnen beispielsweise wurden schon beim Betreten eines Schwimmbads und beim Wahrnehmen des Chlorgeruchs muskuläre Reaktionen nachgewiesen. Eine traurige Grundstimmung kann sich in einer runden, eingesunkenen Oberkörperhaltung zeigen. Die Schultern gleiten nach vorn, das Brustbein sinkt nach innen, der Blick ist gesenkt. Ein gebeugter Rücken und gesenkte Augen sind Ausdruck einer eher demütigen Lebenseinstellung. In Momenten persönlicher Unsicherheit wird eine solche Haltung sogar als angenehm empfunden.

Degenerative Veränderungen der belasteten Körperstruktur werden allerdings erst nach Jahren spürbar. Eine erzwungene Aufrichtung durch ermahnende, erzieherische Eingriffe oder gesundheitsorientierte Rückenregeln scheint hier fast wirkungslos. Der Versuch, die innere Einstellung durch eine aufgesetzte äußere Haltung zu vertuschen, fällt der Umgebung meist auf und macht sich auf körperlicher Ebene unangenehm bemerkbar. Fehlt der Wille, die innere Verbindlichkeit zur Veränderung der Haltung, kann ein Kompensationsmuster entstehen. Es kommt im wahrsten Sinne des Wortes zu einer hohlen Haltung, die etwas demonstriert, was derjenige nicht ist oder nicht halten kann.

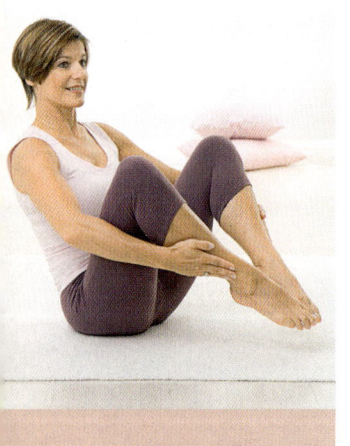

■ Beim Pilates-Training arbeiten Sie mit der inneren Kraft, die Ihren Körper ausrichtet.

Die Verantwortung nicht an andere abgeben

Ein eingesunkener Rundrücken ist eher Ausdruck des Rückzugs und des Beugens, um nirgends anzuecken; aber auch das übertriebene Aufrichten, die Hohlkreuzhaltung, kann ein Versuch sein, es allen recht machen, es allen beweisen und dabei einen respektvollen Eindruck erwecken zu wollen. Sich unaufmerksam und geduckt allen Herausforderungen zu stellen oder steif und unbeweglich durch die stets wechselnden Situationen des Lebens mit ihren fließenden Übergängen zu stolzieren, wird auf Dauer zur großen Belastung. Die Kompensationsfähigkeit des Körpers stößt irgendwann an ihre Grenzen, und der Rücken kollabiert. Eine schmerzhafte Antwort kann beispielsweise sein, dass der Bandscheibe »der Kragen platzt«, es kommt zum Bandscheibenvorfall, oder der Ischias hält dem Druck nicht stand und verklemmt sich. Man spricht dann von einem »Hexenschuss«, bei dem äußere Gewalt, ein Schicksalsschlag ohne Ankündigung, auf den Körper einschießt. Damit wird jegliche Verantwortung den Hexen zugeschoben. Passend zu dieser Interpretation erwartet man die Lösung des Problems natürlich ebenfalls von außen – Eigenverantwortung und Wahrnehmung werden dabei außer Acht gelassen.

Gut zu wissen:

In der Haltung von Soldaten – kerzengerade, aufrechter Gang – zeigen sich zwar Vorbildlichkeit, absolutes Funktionieren sowie bedingungsloser Gehorsam, jedoch auch Fremdsteuerung, keinerlei persönliche Interessen und ein Mangel an natürlicher Körperintelligenz. Einem starr aufgerichteten Rücken fehlen nämlich die Natürlichkeit, die Anpassungsfähigkeit und die Leichtigkeit. Daher gerät er sehr schnell unter Druck.

Immer flexibel wie ein Bambus bleiben

Eine aufrechte Haltung bekommen wir Menschen nicht geschenkt, wir müssen sie uns von Anfang an erarbeiten und uns ein Leben lang damit auseinandersetzen. Die menschliche Entwicklung beginnt als Einzeller, als Wasserwesen im Fruchtwasser der Gebärmutter. Nach der Geburt ist ein Baby oft in Bauchlage, vergleichbar mit einem Reptil. Es folgt die erste Stufe der Aufrichtung, das Heben und Halten des Kopfes. Nach dem Krabbeln auf allen Vieren bewältigt es etwa ab dem fünften Monat die große Herausforderung, die Wirbelsäule in die Vertikale zu bringen und sich aufzusetzen. Mit fremder Hilfe gelingt es ihm dann nach und nach, sich auf die Beine zu stellen, um etwa mit einem Jahr endlich gehen zu können. Doch auch nach den ersten Gehversuchen behalten die Themen »Aufrichten« und »Aufrichtigkeit« eine große Bedeutung. Den Kopf an höchster und damit erster Stelle zu tragen, stellt eine immense Herausforderung dar.

Im Yoga und in anderen fernöstlichen Atem- und Körpertechniken gilt der Bambus als Symbol der Weisheit. Er wird als Bild für die geschmeidige Aufrichtung des Körpers genutzt. Genau diese Bambus-Qualitäten (siehe Kasten) erfahren Sie und Ihre Wirbelsäule im Pilates-Training. Sie schaffen nach und nach alle Voraussetzungen, um sich mühelos aufzurichten. Die regelmäßige Zuwendung zu Ihrem Lebensbaum, Ihrer Wirbelsäule, verleiht Ihnen auch die Fähigkeit, das bewusste, erzwungene Aufrichten aufzugeben und den Rücken mit all seinen Muskeln vielmehr behutsam zu erspüren und gekonnt zu kontrollieren. Es werden nicht etwa stereotype Übungen trainiert, die Ihre Rückengesundheit fördern sollen, sondern Sie lernen, mit Ihrem Körper vollkommen eigenverantwortlich umzugehen.

Folgende Fragen können Sie sich bei regelmäßigem Pilates-Training dann selbst beantworten und umsetzen: Welche Voraussetzungen unterstützen meine innere und äußere Aufrichtung? Welche Entspannungsmöglichkeiten kann ich meinen Schultern anbieten? Was hilft mir, meine inneren Kräfte zu mobilisieren, um den Rücken zu schützen?

Unzerbrechlich und weich

Der Bambus ist aufrecht, aber weich und biegsam zugleich. Mit der einwirkenden Kraft des Windes neigt er sich geschmeidig der Erde entgegen und richtet sich elastisch zum Himmel auf, ohne auch nur eine einzige Faser zu verletzen. Sein Stamm ist nicht zu brechen, weil er anpassungsfähig nachgibt. Gleichzeitig ist seine Wachstumskraft unerschöpflich.

Die Pilates-Methode fordert alle Sinne

Ausgehend von der grundsätzlichen Überlegung, dass sich die innere und äußere Haltung gegenseitig bedingen, endet das holistische (ganzheitliche) Pilates-Training nicht bei der optimalen Ausrichtung knöcherner Körpersysteme, auch nicht bei einer harmonischen Aktivierung der Muskulatur sowie einer gezielten Integration von Kraft und Beweglichkeit, sondern es bietet einen außergewöhnlichen Rahmen zur Körperwahrnehmung. Durch die konsequente Verbindung von Atmung und Bewegung sowie die Lenkung des Bewusstseins auf jede Bewegung, auf kleinste Details der Ausführung und auf eine präzise Ausrichtung des Körpers wird eine tiefe psychomentale Präsenz gefördert. Sie sind in jeder Sekunde Ihres Pilates-Trainings hundertprozentig mit allen Sinnen bei Ihrem Körper und Ihren Bewegungen. Daraus resultieren eine sehr genaue Bewegungsführung und eine hohe Qualität der Bewegung.

Haltung und Gefühl miteinander verbinden

Jede menschliche Bewegung und Haltung ist allerdings durch Gefühle geprägt und selten nur vom Verstand gesteuert. Dabei führt jeder emotionale Gedanke zu einer Änderung der Muskelaktivität. Physiologisch betrachtet gehen alle organisierten menschlichen Bewegungen vom neuromuskulären System aus. Aus rein mechanischer Sicht bedeutet Bewegung ausschließlich eine Positionsveränderung einzelner Körperteile im Raum. Muskeln werden durch Impulse zur Bewegung angeregt, sie empfangen, passen sich an und antworten auf jeden Reiz mit einer motorischen Reaktion.

Auch Sie nehmen jeweils unterschiedliche Körperhaltungen ein, etwa beim Betreten eines feinen Restaurants und beim Einkaufen im Supermarkt.

Die Kraft der inneren Bilder

Jeder Körper erzählt ein Leben lang mit jeder Bewegung und Haltung seine eigene Geschichte. Gesichter und Äußerlichkeiten werden oft überbewertet. In Ihren Erinnerungen tauchen vor Ihrem geistigen Auge sicherlich weniger die Gesichter Ihrer Eltern auf als vielmehr deren Körper in vertrauter Tätigkeit.

Ihre Körpersprache sowie ihre Bewegungen prägen den ersten Eindruck, den wir von einer Person haben, und beeinflussen unsere Antipathie und Sympathie. Um eine positive Lenkung der Bewegung im Pilates-Training spielerisch einfließen zu lassen, nutzen wir den Weg der Imagination. Die Kraft phantasieanregender Bilder bestimmt auch die Bewegungsbeschreibung, die emotionale Ausschmückung und die Gefühlsbetonung innerhalb Ihres Pilates-Trainings.

Positive Bilder verbessern Ihre Haltung

Selbst wenn Sie noch nie Tennis gespielt haben, sind Sie in der Lage, vor Ihrem inneren Auge einen perfekten Aufschlag zu absolvieren. Und auch wenn Sie kein Instrument beherrschen, haben Sie das innere Bild eines Blues-Saxophonisten vor Augen. Die individuelle geistige Bildergalerie jedes Menschen ist fast unerschöpflich. Diese inneren Bilder lassen sich sehr viel schneller in Bewegung umsetzen als eine detaillierte Bewegungsbeschreibung. Sie wirken als visuelle Metapher direkt und unterbewusst auf die Muskulatur.

Wenn Sie beispielsweise visualisieren, dass alle Verspannungen in Ihren Schultern wie Eis in der Sonne schmelzen, oder wenn Sie sich für Ihren Rücken eine Aromamassage mit Ihrem Lieblingsöl vorstellen, wird Ihr Körper direkt mit Wohlgefühl reagieren. Durch solche und andere Imaginationen entspannt Ihre Muskulatur, Ihre Haltung verbessert sich, und es entstehen fließende Bewegungen mit einem angemessenen Krafteinsatz. Da alle Denkprozesse in Bildern verlaufen, werden Sie die in Ihrem Pilates-Training verinnerlichten Bilder in Ihrer ganz persönlichen Galerie speichern und dann im Alltag jederzeit wieder abrufen können.

Positive innere Bilder verhelfen schnell und direkt spürbar zu einer stressfreien Haltung und charismatischen Ausstrahlung.

Sie bekommen mehr Kraft für den Alltag

Im nächsten Kapitel, in den »Basics« der Pilates-Methode (siehe Seite 22), erfahren Sie alles über die körperlichen Zusammenhänge und spannende Details der Körperausrichtung. Durch die beharrliche Verknüpfung von Atem und Bewegung, von Bewusstsein und Visualisierung werden Sie eine Haltungsveränderung von innen erleben. Die regelmäßige Pilates-Praxis, wie ein Ritual zelebriert, sorgt für eine enorme Verbesserung Ihres gesamten Körperbildes und stellt damit die äußere Voraussetzung für eine stressfreie, ausgeglichene Haltung dar. Zu einer so nachhaltigen Veränderung kommt es vor allem deshalb, weil Kopf und Herz, Körper und Seele genau dieselbe Sprache sprechen. Durch die Pilates-Technik entwickeln Sie eine innere Kraft, die Ihren Rücken nicht nur stützen, sondern auch schützen kann. Das verfeinerte Gefühl für Ihren Körper, für seine Grenzen und Bedürfnisse, wird Sie, egal wie begeistert Sie von den Herausforderungen Ihres Lebens sind, nicht mehr vergessen lassen, innezuhalten, immer wieder eine Pause einzulegen und Ihren Körper als etwas ganz Besonderes zu achten. Innerlich aufgerichtet nehmen Sie sich dann selbstverständlich die Zeit, Ihren Rücken zu entzücken und Ihre Schultern so richtig zu verwöhnen.

Joseph Pilates – ein Mann voller Ideen

Bevor Sie nun mehr über die Praxis erfahren, möchte ich Ihnen zusätzlich zu den Informationen auf den Seiten 8 bis 10 noch ein paar interessante Details aus dem Leben von Joseph Hubertus Pilates verraten. 1880 in der Nähe von Düsseldorf geboren, litt er als Kind unter Asthma, Rachitis und rheumatischem Fieber. Da er auf dem Schulhof beim Zweikampf nicht immer unterlegen sein wollte, entwickelte er eine Leidenschaft für Fitness und Kondition. Neben Atemtherapie und Krankengymnastik testete Pilates alle für ihn möglichen Sportarten: Tauchen, Schwimmen, Skifahren, Turnen, Boxen, Ringen und östliche Kampfkünste. Schließlich wanderte er nach England aus, um Profiboxer zu werden. Um seinen Lebensunterhalt zu verdienen, trainierte er Polizisten von Scotland Yard in Selbstverteidigungstechniken und arbeitete als Zirkusartist. Als Deutscher wurde er zu Beginn des Ersten Weltkriegs interniert. Er nutzte diese Zeit und formulierte seine Trainingsgrundlagen. Er stählte interessierte Mitgefangene nach seiner Methode, so dass sie dadurch einer Grippe-Epidemie standhalten konnten.

Nach dem Krieg nach Deutschland zurückgekehrt, beeinflusste Pilates maßgeblich die Entwicklung von Leibesübungen und Gesundheitserziehung.

1923 wanderte er aus politischen Gründen nach Amerika aus. Auf dem Schiff dorthin lernte er seine spätere Frau Clara, eine Krankenschwester, kennen, die viel Einfluss auf seine Arbeit nahm. 1926 eröffneten die beiden das erste Pilates-Studio am Broadway. Es wurde schnell zum Trainingstreffpunkt der Elite und Prominenz, die vor allem die ganzheitliche Körperarbeit zu schätzen wusste. Pilates starb 1967 an Herzversagen.

Gut zu wissen:

Die Anregungen in diesem Buch sind so aufgebaut, dass Sie sie direkt im Alltag umsetzen können – egal, wie viele Termine Sie davon abhalten wollen. Ein gesunder Rücken, ein spannungsfreier Nacken und starke Schultern brauchen nun mal Zuwendung und Freiräume.

Pilates Basics

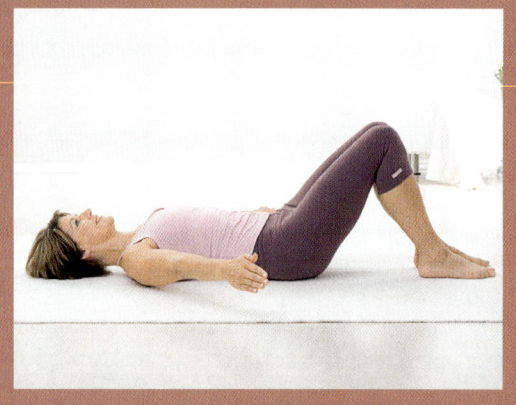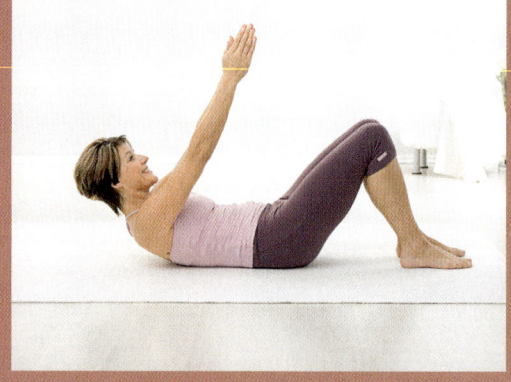

Damit eine gymnastische Übung zu einer Pilates-Bewegung wird, müssen festgelegte Prinzipien verwirklicht werden. Sie sind die tragenden Säulen des Programms und Ihre Wegweiser zu entspannten Schultern, einem stressfreien Nacken und einem aufgerichteten Rücken.

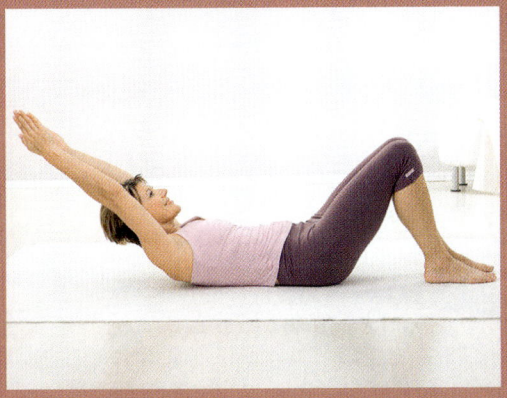

»Nach zehn Stunden fühlen Sie sich besser, nach zwanzig Stunden sehen Sie besser aus, und nach dreißig Stunden haben Sie einen neuen Körper!«

Joseph Pilates

Der Zauber des Atems

Bei Pilates stehen die Qualität der Bewegungen und eine präzise, kontrollierte Ausführung der Übungen im festgelegten Atemrhythmus im Mittelpunkt. Das regelmäßige Training tut auch Schultern, Nacken und Rücken gut.

Regelmäßig mit Achtsamkeit üben

Im Gegensatz zu anderen Bewegungskonzepten und Rückenprogrammen steht bei der Pilates-Technik weder die Verbesserung sportmotorischer Fähigkeiten noch eine vorgegebene Zahl von Wiederholungen im Vordergrund. Nichts soll Sie ablenken, wenn Sie den Blickwinkel konsequent und konzentriert auf die Entlastung überstrapazierter Strukturen des Rückens richten und durch die optimale Ausführung der Bewegungen Blockaden und Verspannungen lösen oder vermeiden lernen. Das regelmäßige Üben mit dieser besonderen Achtsamkeit wird Ihre Haltung und Ihre Körperintelligenz nachhaltig verbessern. Langfristig werden Sie so eine Verhaltensänderung erreichen, über die sich auch Ihre Schultern, Ihr Nacken und Ihr Rücken freuen.

Eines der sechs Prinzipien, auf denen die Körperarbeit nach Pilates basiert (siehe Kasten Seite 35), ist die Atmung. Bei einer vollständigen Einatmung trifft die Luft auf etwa hundert Quadratmeter Gewebe. Das ist die Größe der Gasaustauschfläche der Alveolen, der kleinsten Lungenbläschen des Menschen. Damit stellt die Atmung die innigste Berührung unseres Körpers dar. Tausende von Kubikmetern Luft wandern im Laufe unseres Lebens durch unseren Organismus und schaffen eine überlebensnotwendige Verbindung. Ohne Wasser können wir mehrere Tage überleben, ohne Nahrung sogar noch länger, aber ohne Sauerstoff stirbt das Gehirn innerhalb weniger Minuten. Jede Zelle unseres Körpers ist auf eine permanente Sauerstoffzufuhr sowie einen konstanten Abtransport von Kohlendioxid angewiesen, und dennoch nehmen wir uns aufgrund von Stress und Hektik nicht

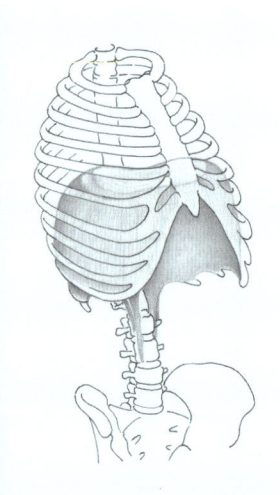

■ Das Zwerchfell – der wichtigste Atemmuskel – wird als das Haus der Seele bezeichnet.

einmal die Zeit für einige tiefe Atemzüge. Eine starre Sitzhaltung und Bewegungsarmut minimieren den Gasaustausch, diese innere Atemberührung, und provozieren eine permanent oberflächliche, flache Atmung. Die sogenannten Flachatmer begnügen sich mit der Ausnutzung eines sehr geringen Anteils an der theoretisch möglichen Atemkapazität. Die Notwehrreaktionen des sauerstoffunterversorgten Körpers sind häufiges Gähnen und zusätzliche Atemzüge.

> *»Die Kraft des Atems macht jede schwere Bewegung leicht.«*
>
> Ilse Middendorf, Atemtherapeutin

Perfektes Doppel: Atmung und Bewegung

Pilates erkannte sehr früh durch eigene Erfahrung, dass Bewegung die Atmung verbessert und die Atmung gleichzeitig die wichtigste Bewegung des menschlichen Körpers ist – ein zentrales Geschehen für Vitalität und Lebendigkeit. Er setzte die Atmung als einen fundamentalen Bestandteil seiner Bewegungsphilosophie ein, nutzte spezifische Atemmuster als intensive Bewegungsunterstützung und Taktgeber seines fließenden Übungsprogramms. Die Synchronisation von Atem und Bewegung wird daher auch im Pilates-Training als bewährtes methodisches Element eingesetzt, um Körper und Geist zu verbinden.

Energielenkung, Veränderungen der Bewusstseinsebenen und die spirituelle Verbindung zwischen Mensch und Kosmos, wie es Mystiker und spirituelle Meister in alten Traditionen beschreiben, waren für Pilates eher befremdlich. Seine Herangehensweise beschränkte sich auf die vielfältigen positiven Wirkungen auf den Körper und die Wechselwirkung zwischen Atmung und Gefühlen. Redewendungen wie beispielsweise »Mir stockt der Atem« oder »Da bleibt mir die Luft weg« spielen auf den engen Zusammenhang zwischen emotionalem Empfinden und Atmung an. Verantwortlich dafür ist die direkte Verbindung des Atemvorgangs mit dem vegetativen Nervensystem, das den Erregungszustand des Körpers steuert. Sie lässt den Atem zum Spiegel der

Gut zu wissen:

Eine konsequente Verbindung zum Atem kann Gedankenwellen beruhigen. Sie führt zu einem sehr empfindsamen Körpergefühl und einer detaillierten Wahrnehmung.

Wer die Verbindung zum Atem schätzen lernt und sich seiner vielseitigen Wirkung bewusst wird, kommt zu der Erkenntnis, dass es keine Bewegung wert ist, den Atemfluss stocken zu lassen oder gar zu erzwingen.

Seele werden. Sind wir ergriffen, empfinden wir Angst oder Furcht, wird die Atmung unregelmäßig und flach, die Atemfrequenz steigt. Ungeduld kann sich in kurzen, unkoordinierten Atemzügen, Schuld und Schamgefühl können sich in schwerem Atem zeigen. Falsche Atemmuster manifestieren sich auf Dauer durch Verspannungen in Brust, Nacken, Kiefer oder Händen; sie äußern sich mitunter auch in Spannungsgefühlen im Brust- und Herzraum, schnüren die Kehle zu und werden manchmal als Leere oder Knoten im Bauchraum wahrgenommen. Gerade die von Pilates angestrebte tiefere Brustkorbatmung und die bewusst verlängerte Ausatmung können auf psychischer Ebene ausgleichend wirken. Die Konzentration auf die Atmung lenkt die Aufmerksamkeit vom Kopf zum Körper. Bei Bewegung und Atmung anzukommen bedeutet, sich nicht mehr von negativen Gedanken bestimmen zu lassen.

Die Pilates-Atmung

Im Pilates-Training atmen Sie konsequent durch die Nase ein, um die Atemluft zu befeuchten, zu erwärmen und zu reinigen, dann atmen Sie verlängert durch den Mund aus.

Die forcierte Ausatmung unterstützt Reinigungsprozesse des Körpers, zudem bringt sie Entspannung und befreit von negativen Gedanken.

Verlängert ausatmen heißt loslassen

Die verlängerte Ausatmung kann einen Lösungsprozess einleiten, in dem angestaute Gefühle in Fluss kommen. Schritt für Schritt wird damit der Weg zu mehr Ausgeglichenheit gebahnt. Da die Ausatmung vom Parasympathikus, dem regenerierenden Teil des vegetativen Nervensystems, gesteuert wird, wirkt eine längere Ausatmung entspannend. Durch eine verbesserte Ausscheidung von Stoffwechselendprodukten sorgt sie für mehr Wohlgefühl. Eine Betonung der Ausatmung stellt die Basis für eine vollständige Einatmung und damit auch für eine gute Sauerstoffversorgung dar.
Im Pilates-Training wird das Einatmen durch die Nase bevorzugt. Die gut durchblutete Nasenschleimhaut wärmt die Atemluft, die rhythmischen Bewegungen des Flimmerepithels säubern sie. Feine Nasenhärchen filtern grobe Unreinheiten aus der eingeatmeten Luft heraus. Zusätzlich zur Ausstattung des Reinigungssystems werden in der Nase Duftimpulse an das Gehirn weitergeleitet. Die Differenzierung zwischen positiv oder negativ besetzten Gerüchen geschieht zum großen Teil unbewusst: Es gibt beispielsweise Menschen, die wir

gut oder schlecht riechen können. Bei der Einatmung durch den Mund wird zwar Sauerstoff aufgenommen, aber die Luft wirkt geruch- und kraftlos, die Lebensgeister werden nicht geweckt. Die Konzentration auf einen kontinuierlichen Atemfluss, die Schulung der Nasenatmung und der betonten, verlängerten Ausatmung durch den Mund sowie die Feinabstimmung von Bewegung und Atmung haben also vielseitige positive Wirkungen auf unsere Befindlichkeit.

Die Revitalisierung der Lebenskraft kann nachhaltig und schnell spürbar Schultern und Rücken von vielerlei Belastungen befreien.

Die Interkostalatmung (Brustkorbatmung)

Damit beleben Sie sämtliche Muskeln zwischen den Rippen, die in ihrer Funktion eingeschränkt sind.

- Sie sitzen aufrecht, legen ein Theraband oder ein Tuch locker um den Brustkorb und kreuzen es vor dem Brustbein. Die Schultern sinken nach hinten und unten, der Scheitel schiebt nach oben.
- Atmen Sie vollständig durch die Nase ein, bewegen Sie die Rippen nach außen in alle Richtungen; nehmen Sie wahr, wie sich das Theraband dehnt oder wie Sie das Tuch verlängern müssen. Atmen Sie durch den Mund aus; der Brustkorb verkleinert sich wieder. Unterstützen Sie die vollständige Ausatmung, indem Sie das Tuch oder das Theraband etwas zusammenziehen.
- Beobachten Sie die harmonische Bewegung von Rippen und Brustbein; die Schultern und Schlüsselbeine sind entspannt.

Fokus: Erleben Sie die Sauerstoffdusche, die Ihren Körper belebt, und nehmen Sie bewusst die Weite Ihrer Atemräume wahr.
Visualisierung: Ihre Einatmung ist wie ein Windstoß, der über ein offenes Fenster alle Falten des Vorhangs glättet. Mit der Ausatmung verlässt der Wind das Zimmer, der Vorhang hängt wieder in fließenden Falten.

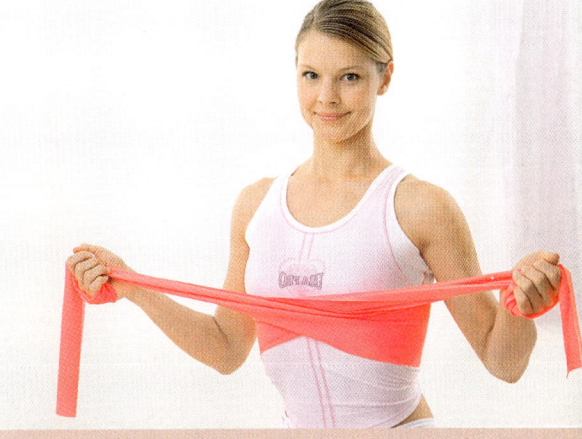

■ Durch die dreidimensionale Bewegung der Rippen werden bei dieser Übung auch die kleinsten Lungenbläschen (Alveolen) in den Lungenspitzen erreicht.

Die Kraft der Körpermitte

Die Fähigkeit, auf Anhieb eine gute Entscheidung zu treffen, ohne alle Zusammenhänge genau zu kennen, und das Bauchgefühl bestimmen zu lassen, ist denen vorbehalten, die in Verbindung mit ihrem Körperzentrum stehen.

Kopf und Bauch miteinander verbinden

In unserer kopflastigen Welt scheint aber genau diese Verbindung zwischen Kopf und Bauch bei den meisten Menschen abhanden gekommen zu sein. Immer häufiger treten gerade bei Frauen nicht diagnostizierbare Beschwerden im Bauchraum auf, die auf eine sogenannte vegetative Dystonie schließen lassen. Selbst nach ausführlicher Diagnostik können keine körperlichen Ursachen für die funktionellen Magen-Darm-Syndrome gefunden werden.

Wer in seinem Körperzentrum zu Hause ist, vermag mit einer guten Körperkontrolle Stabilität und Balance zu erfahren und das sensible Bauchgefühl erfolgreich und positiv einzusetzen. Pilates sah die größte Schwachstelle des Körpers im Körperzentrum. Aktuelle Krankheitsstatistiken über Beschwerdebilder an der Lendenwirbelsäule bestätigen auch 40 Jahre nach seinem Tod genau diese Ansicht. Der untere Rücken ist nach wie vor die schmerzanfälligste Körperregion. Die Pilates-Methode lenkt Ihren Blick auf sehr positive Weise in Ihr sensibles Körperzentrum. Sie entwickeln eine innere Kraft, die Ihre Wirbelsäule stärkt und unterstützt. Belastende Haltungen und Bewegungen werden deutlich und durch ein ökonomisches Bewegungsverhalten, das Ihren Rücken auf Dauer entlastet, ersetzt. Pilates baut nicht auf feste Regeln und Gebote, sondern auf Wahrnehmung und Kraftschöpfung ohne übertriebene Anstrengung aus dem Körperzentrum. Die Bewusstheit für dessen Schlüsselstellung lässt Sie Ihren

■ Das Powerhouse spielt eine zentrale Rolle bei Pilates. Eine gute Haltung sorgt für mehr Selbstvertrauen.

Rücken in einem anderen Licht sehen. Jede Bewegung vom Körperzentrum aus zu initiieren und gefühlvoll zu steuern gewährleistet eine innere Aufrichtung, eine Entlastung der Bauchorgane und eine Verbesserung der gesamten Bewegungsführung. Diese innere Impulskette hilft, isolierte Bewegungen zu vermeiden. Sie fördert eine konzentrierte und exakte Bewegungskoordination, eine Zusammenarbeit (Synergie) von Körper und Verstand. Das gezielte Sammeln aller Kräfte auf einem Punkt bewirkt die Steigerung der Konzentrationsfähigkeit und ermöglicht die Auflösung von Stressblockaden.

Powerhouse-Aktivierung im Sitzen

Mit dieser Übung nehmen Sie Ihre innere Kraft und Stabilität wahr.

- Sie sitzen auf dem ersten Drittel der Sitzfläche eines Stuhls. Beide Füße stehen stabil auf dem Boden, die Schultern sind entspannt.
- Schaukeln Sie das Becken einige Male vor und zurück, lernen Sie so Ihre beiden Sitzbeinknochen kennen. Rollt das Becken zurück, sitzen Sie hinter den Sitzbeinknochen, Ihr Rücken rundet sich. Verlagern Sie das Becken nach vorn, befinden Sie sich vor den Sitzbeinknochen, der untere Rücken ist hohl.
- Zentrieren Sie sich gleichmäßig auf Ihren Sitzbeinknochen. Nehmen Sie Ihre neutrale Beckenposition und die spannungsfrei aufgerichtete Wirbelsäule wahr.
- Ausatmend ziehen Sie die Sitzbeinknochen aufeinander zu, aktivieren Ihren Beckenboden und saugen die Spannung nach innen und oben in den Körper. Einatmend lösen Sie die Muskelaktivität. Alles drei- bis viermal wiederholen.

Fokus: Sie spüren Ihre innere Kraft. Ihre Gesäßmuskulatur bleibt dabei unbeteiligt, Becken und Wirbelsäule sind unbeweglich.
Visualisierung: Visualisieren Sie ein buntes Tuch zwischen Sitzbeinknochen, Schambein und Steißbein. Saugen Sie ausatmend das bunte Tuch nach innen und oben.

Girdle of Strength

Das Powerhouse, oft auch »Kraftzentrum« oder »Kraftgürtel« (Girdle of Strength, siehe Seite 12) genannt, ist eine Gruppe von Rumpfmuskeln, die funktionell zusammenhängen und im Zentrum von Pilates Philosophie stehen. Sie besteht aus den quer verlaufenden und tiefsten Bauchmuskeln, den schräg verlaufenden Bauchmuskeln, dem Beckenboden und der tiefliegenden Rückenmuskulatur.

Verspieltes Duo: Kraft und Beweglichkeit

Die Trainingmethode nach Pilates fördert in einem ausgeglichenen Verhältnis Kraft und Beweglichkeit durch fließende Ganzkörperübungen, die aus einem starken Zentrum entwickelt und geführt werden. Bei jeder Übung lenken Sie Ihre Aufmerksamkeit auf die Ausrichtung Ihres gesamten Körpers vom Kopf bis zu den Fußspitzen. Bei einer Bewegungsführung durch die Muskulatur gemäß ihrer Funktion und durch die Zusammenarbeit mehrerer Muskeln in sogenannten Muskelketten entsteht die optimale Bewegungsqualität. Bewegungsmangel, einseitige Belastung, chronische Schmerzen sowie Fehl- und Überbelastungen im Alltag und Sport führen nicht selten dazu, dass Muskeln ihren Tonus, ihre Grundspannung, verändern.

Muskeln mit einer erhöhten Grundspannung ermüden schneller, haben einen unzureichenden Stoffwechsel, neigen dazu, Schmerzen zu provozieren, und können Auslöser für Gelenkprobleme und andere Beschwerden sein. Sie arbeiten zudem unfunktional, das heißt, sie kontrahieren mit einem zu hohen Kraftaufwand, übernehmen Aufgaben von anderen Muskeln und behindern das stressfreie Zusammenspiel der Muskelketten. Trainingsprogramme, in denen einzelne Muskelgruppen isoliert gekräftigt werden, und Dehnungsübungen zum Trainingsausklang verstärken diese unphysiologische Arbeitsweise.

Gut zu wissen:

Lockere Schultern und ein spannungsfreier Rücken benötigen ein perfektes Zusammenspiel von angemessener Kraft und Elastizität. Die großen Erfolge des Pilates-Trainings widerlegen, dass Muskelpakete den Rücken schützen.

Kraft und Flexibilität in Einklang bringen

Im Pilates-Training lernen Ihre Muskeln wieder, effektiv und harmonisch miteinander zu arbeiten. Kraft und Flexibilität werden stets zusammen angesprochen; die Förderung beider Fähigkeiten lässt elastische, kraftvolle Muskeln entstehen, die in der Lage sind, mit angemessener Kraft und ausreichender Dehnfähigkeit gelenkschonende Bewegungen auszuführen. Die konsequente Verbindung von Atmung und Bewegung (siehe Seite 25), die Konzentration auf eine natürliche Position des Beckens bei der Bewegungsausführung, die physiologischen Schwingungen der Wirbelsäule sowie das Gelenkspiel (Artikulation) und die optimale Gelenksausrichtung schulen diese ökonomische Arbeitsweise. Fließende, elegante und harmonische Bewegungen, die Verschleiß und Überbelastung von Rücken und Schultern vorbeugen, erwachsen aus einer genauen Feinabstimmung der einzelnen motorischen Einheiten innerhalb eines Muskels und mehrerer Muskeln untereinander. Diese neu gewonnene Bewegungsqualität als Ergebnis des regelmäßigen Pilates-Trainings wird Sie nach und nach auch im Alltag begleiten und die zu Verspannung neigenden Muskeln an Schultern und Rücken nachhaltig lockern und lösen.

»Strengen Sie sich nicht an und leisten Sie dennoch Ihr Bestes.«
Aldous Huxley, englischer Schriftsteller und Philosoph

Gesunde Gelenke brauchen Raum

Kennen Sie das wunderbar befreiende Gefühl, sich zu räkeln und zu strecken, das besonders angenehm und entlastend wirkt nach einer länger nach vorn geneigten oder gar zusammengesunkenen Körperhaltung, zum Beispiel am PC? Zahlreiche Beschwerden an Wirbelsäule und Gelenken entstehen durch zu viel Druck und Kompression. Sind sämtliche Gelenke in einem sinnvollen Bezug axial

Die wichtige Funktion der Bandscheiben

Die zwischen zwei übereinanderliegenden Wirbelkörpern eingelagerten Bandscheiben tragen enorm zur Beweglichkeit der Wirbelsäule bei. Sie bestehen aus einem gallertartigen Kern, beweglich und elastisch wie ein weicher Wasserball, umschlossen von einem straffen Kollagenring. Die anpassungsfähigen und druckausgleichenden Bandscheiben wirken wie Stoßdämpfer, wie anpassungsfähige Wasserkissen, die jeweils zwei knöcherne Wirbel verbinden und von starken Bändern unterstützt werden.

Die Konstruktion ermöglicht das Neigen in alle Richtungen, das Drehen und Gleiten, aber auch Stabilität und Druckausgleich. Die Ernährung der blutgefäßlosen Bandscheiben wird durch Diffusion mittels Druck und Entlastung gewährleistet – ein effektives Schutz- und Bewegungssystem, das als gut abgestimmte Einheit fungiert.

übereinander ausgerichtet, lasten alle Schwerkraftachsen mit der geringsten Belastung auf den Strukturen. Zur Aufrichtung entgegen der Schwerkraft benötigt die Muskulatur dann einen minimalen Kraftaufwand, und die Schutzmechanismen des Körpers sind hundertprozentig funktionsfähig. Belasten wir die Wirbelsäule jedoch immer wieder einseitig, zum Beispiel in der gebeugten Sitzhaltung, oder gibt es auch nur kleinste Abweichungen von unserer Gewohnheitshaltung, schwächt dies die Stoßdämpferfunktion der Bandscheiben. Fehlt die vielseitige Bewegung, ist die Ernährung der Bandscheiben mangelhaft, so ist die Abnutzung vorprogrammiert, die Wasserkissen werden im Lauf der Zeit spröde und rissig. Der verbindende Bandapparat und die umliegende Muskulatur können zwar eine Zeit lang alles kompensieren, sie reagieren jedoch irgendwann auf die Überbelastung mit Verspannung und Schmerz. Die Lösung des Druckproblems heißt: Länge, Weite und Aufrichtung.

»Lockeres Bewegen in die Länge und Weite ist das Lachen des Körpers.«

Eric Franklin

Wachsen Sie über sich selbst hinaus

Im Pilates-Training lernen Sie zunächst einmal, über sich hinauszuwachsen, Gelenken und Körperstrukturen Raum zu geben. In vielen verschiedenen Ausgangspositionen und in jeder Übung werden Sie aufgefordert, das Becken in die eine Richtung zu schieben und den Kopf in die andere, das heißt Bewegungen über das Verhalten zweier Pole zu organisieren. Diese behutsame Zug- und Dehnungsspannung entlastet gestresste Strukturen, unterstützt die Aufrichtung und bewirkt eine höhere Stabilität sowie eine gelenkschonende Beweglichkeit.

Die feinen Strukturen, die kontraktilen Einheiten der Muskulatur, werden sanft auseinandergezogen. Diese sehr leichte und gefühlvolle Zugspannung entlastet also die Gelenke und löst Verkürzungen und Verspannungen, weil die eigentliche Ruhelänge des Muskels wiederhergestellt wird. Mit der Entlastung der verkürzten Strukturen und der optimalen knöchernen Ausrichtung verbessert sich dann die Ansteuerung der Muskulatur. Die gestressten Muskeln lernen, loszulassen, und die anderen entwickeln eine angemessene Kraft. Eine verbesserte Bewegungslänge und -weite auf der körperlichen

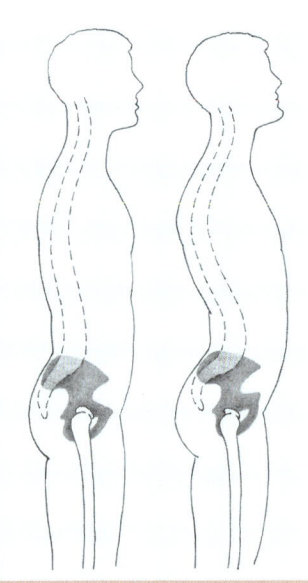

■ Die Zeichnung links stellt die ideale Aufrichtung des Körpers dar, eine behutsame Längsspannung zwischen Becken und Kopf.

Ebene steigert zudem die Lebensfreude und öffnet den Weg zu mehr geistiger Klarheit. Ist der Raum, den Sie Ihrem Körper zugestehen, jedoch eng und einschränkend, so kann kein inneres Wachstum möglich sein. Wagen Sie es also, den äußeren Raum einzunehmen und sich auszubreiten, denn so vermag sich der innere Raum zu erweitern. Phantasie, Freude, Lust, Neugier und alles, was Ihr Herz und Ihre Seele zur inneren Ausgeglichenheit führt, kann sich dann grenzenlos ausdehnen.

Verspannungen in Nacken und Rücken aufdecken

Auf die täglichen privaten und beruflichen Herausforderungen reagiert unser Körper stereotyp mit spezifischen Muskelreflexen. Der starre Blick auf einen Bildschirm über mehrere Stunden sowie die damit verbundene punktuelle Konzentration der Augen und des Gehirns lassen Schultern und Brustkorb zu einer Art Block versteifen und schränken die Drehfähigkeit des Nackens massiv ein. Wichtige Ausgleichsfunktionen sowie das Gleichgewicht werden gestört. Als Kompensation versucht unsere Schaltzentrale, das Gehirn, durch weitere Bewegungseinschränkungen der Wirbelsäule die Situation zu entschärfen.

Diese Reflexe provozieren Muskelverspannungen, die mit der Zeit unbewusst automatisiert werden. Die Muskelketten des Rückens werden zu regelrechten Muskelpanzern, hochgezogene Schultern als typische Abwehrhaltungen bremsen zusätzlich die Flexibilität des Brustkorbs und behindern den Atemfluss. Daraus resultieren wiederum Einschränkungen hinsichtlich der intellektuellen und körperlichen Beweglichkeit sowie der mentalen Stärke.

Um diese gefürchteten körperlichen Verspannungsprozesse positiv zu beeinflussen und gleichzeitig Wohlbefinden und Lebensqualität zu optimieren, gilt es daher zunächst, solche Muskelreflexmuster individuell aufzudecken, denn Muskeln mit konstant hohem Tonus verlieren an Flexibilität und Kraft, sind mangelhaft versorgt und reagieren unangemessen auf Belastung.

Gut zu wissen:

Pilates schafft den Rahmen, um die entlastendste Haltung wahrzunehmen, verkürzten Strukturen Raum, Länge und Weite zu schenken und unterspannte Muskeln zu tonisieren.

Die spielerische, fließende Aufrichtung und Ausrichtung, die Sie im Pilates-Training lernen, lässt den Körper aufblühen.

Das Pilates-Programm führt Sie in eine ganz besondere Welt der Körperwahrnehmung und öffnet Ihnen einen neuen Zugang zu Ihrem Körper. Kombinierte Bewegungen mit sanfter Intensität, die sowohl den Körper als auch den Geist schulen, demaskieren unökonomische Bewegungsmuster und lösen unerwünschte Muskelkontraktionen. Ein idealer und sehr erfolgversprechender Ansatz, um den Körper neu zu konditionieren, ist, zunächst durch eine differenzierte Wahrnehmung gezielt jegliche überflüssige Muskelspannung loszulassen.

Jede Pilates-Bewegung wird vor dem inneren Auge visualisiert, also im Geiste geprobt. Dies bahnt den Weg zum Körpergefühl und schafft einen geistigen Rahmen, dem der Körper folgen kann.

Lockerheit und Entspannung visualisieren

Um falsche, eingefahrene, energieraubende muskuläre Muster zu korrigieren, arbeitete Pilates mit der Kraft von Bildern (siehe Seite 19). Fehlerhafte Botschaften sowie verinnerlichte Gewohnheiten zu verändern wird durch einen Lernprozess erreicht, mit dem Ziel, Bewegung neu zu denken beziehungsweise sich diese anders vorzustellen. Den Pilates-Leitsatz »*Es ist der Verstand, der den Körper bildet*« bestätigen neueste Hirnforschungen: Bereits beim Gedanken an eine Bewegung wird eine Serie von Impulsen durch das Nervensystem geleitet, und es können muskuläre Aktivitäten nachgewiesen werden. Jede Bewegung, jedes Spiel und jeder Gedanke macht den Körper zu dem, was er ist. Jede Haltung, jede Bewegung ist letztlich Ausdruck des individuellen Denkens. Die Vorstellungskraft von Leichtigkeit und Entspannung kann somit direkt auf die Muskulatur wirken.

Die Konzentration auf bestimmte ausgewählte Bewegungsbilder ermöglicht die Zentrierung des Geistes und eine direkte Beeinflussung der Bewegung hin zu Lockerheit und Entspannung. Pilates bediente sich der Visualisierung, um den größtmöglichen

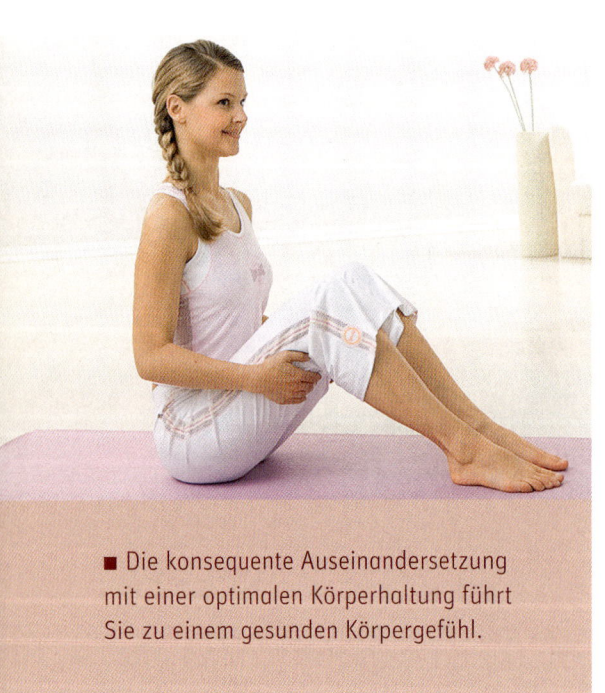

■ Die konsequente Auseinandersetzung mit einer optimalen Körperhaltung führt Sie zu einem gesunden Körpergefühl.

Nutzen aus jeder Bewegung zu erzielen. Schlüsselworte und Bilder vermitteln einen »visuellen Geschmack«, ein Gefühl für die Übung oder deren Essenz.

Bewegungen von innen heraus steuern

Die Pilates-Methode kann über den Weg der Visualisationstechnik und der kontrollierten Führung aus dem Körperzentrum das Bewegungsrepertoire des Körpers erweitern. Um die Bewegungsqualität nachhaltig zu verändern, schulen Sie das genaue Hinschauen und Aufspüren aus unterschiedlichen Blickwinkeln während des gesamten Pilates-Trainings. Einerseits lenken Sie Ihre Aufmerksamkeit gezielt immer wieder auf die Entspannung der Bereiche des Körpers, die Sie für diese Bewegung nicht brauchen. Andererseits lernen Sie, Bewegungen aus einer inneren Impulskette zu steuern.

Muskeln werden heute in unterschiedliche Funktionsgruppen eingeteilt: in intrinsische, tiefliegende Muskeln, deren Hauptaufgabe die Gelenkstabilisierung ist, und in oberflächliche, große Muskelgruppen, welche die Bewegungen ausführen. Jede Abweichung von der idealen Ausrichtungslinie, aber auch Überbelastung und falsche Bewegungsmuster stören dieses muskuläre Zusammenspiel. Die oberflächlichen Muskeln müssen dann zusätzliche Haltefunktionen übernehmen. Diese Doppelbelastung führt zu Überforderung, was auf Dauer Verspannungen und Schmerzen nach sich zieht. Bewegungseinschränkungen sind somit vorprogrammiert.

Die sechs Prinzipien

Der Perfektionist Pilates legte seinen Übungsreihen sechs Prinzipien zugrunde: Durch »Konzentration« auf das Wesentliche entspannen Sie automatisch. »Präzision« und »Kontrolle« bedeuten, dass Sie stets mit aktiviertem »Powerhouse« (siehe Seite 29) üben. Weiterhin gilt es, stets im »Bewegungsfluss« zu bleiben sowie das Prinzip »Zentrierung« und »Atmung« zu beachten.

Ökonomie als Bewegungselixier

Aufgrund ihrer Bestimmung für einen großen Krafteinsatz haben die oberflächlichen Muskeln die Tendenz, Gelenke zu stauchen. »Harte« Bewegungsgewohnheiten provozieren harte Muskeln und »lockere« Bewegungsgewohnheiten erzeugen lockere Muskeln. Beim Pilates-Training entdecken Sie neue, ökonomischere Bewegungen, indem Sie lernen, von innen nach außen zu arbeiten. Der »Transversus abdominis«, der quer verlaufende Bauchmuskel, der

»Nach täglich zwanzigminütiger Contrology-Praxis werden Ihre Bewegungen katzengleich sein, und Sie können sich frei durchs Leben bewegen.«

wie ein Gürtel von der Lendenwirbelsäule horizontal nach vorn verläuft und die unteren Rippenbögen mit dem Becken verbindet, ist einer der tiefliegenden Muskeln. Wissenschaftliche Studien konnten belegen, dass sich solche lokalen Stabilisatoren bereits vor einer Bewegung kontrahieren müssen, um die Gelenke in einer optimalen Position zu festigen und Bewegungen sinnvoll zu führen. Fehlt diese vorgeschaltete Erhöhung der Muskelaktivität oder setzt sie erst während der Bewegung ein, als Reaktion auf Schmerz oder Fehlbelastung, geht die natürliche Schutzfunktion verloren. Durch die Pilates-Technik lernen Sie, Bewegungen erst durch diese innere Muskulatur einzuleiten und dann mit der äußeren Muskulatur zu übernehmen. Wenn Sie Ihre Aufmerksamkeit beispielsweise auf den inneren Kraftgürtel lenken, seine Anspannung mit Hilfe der Ausatmung bewusst erleben und aus dieser Zentrierung eine fließende Bewegung entwickeln, können Sie Ihre Bewegungsführung schließlich verändern.

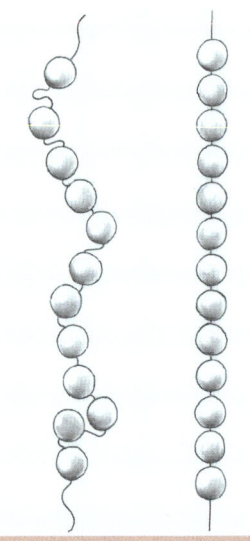

Nach einiger Zeit ein neues Körpergefühl

Allerdings brauchen Veränderungen eingefahrener Strukturen ihre Zeit. Um den Lernprozess günstig zu beeinflussen, bedarf es Geduld, Neugier und einer positiven Erwartungshaltung. Die Aussicht auf neue Bewegungsspielräume, ein verbessertes psychisches und physisches Wohlbefinden sowie der angenehme Charakter der Pilates-Übungen versprechen jede Menge Spaß und Lust auf die sehr bereichernden Bewegungserfahrungen.

Während des Pilates-Trainings werden Sie wahrscheinlich endlich das Gefühl haben, in Ihrem Körper angekommen und ganz bei sich selbst zu sein. Übrigens: Es macht keinen Unterschied, ob Sie seit langem schon aktiv Sport treiben und meinen, irgendetwas fehle, oder ob Sie sich seit Ihrer Schulzeit nicht mehr viel bewegt haben und das jetzt ändern möchten. Denn Pilates steht für eine radikale Umkehr Ihres bisherigen Denkens. Der bewusste Umgang mit Ihrem Körper wird Ihnen viele spannende Details über seine Funktionsweise verdeutlichen und damit Ihre Bewegungen optimieren.

■ Wachsen Sie über sich selbst hinaus und weichen Sie nicht von der idealen Ausrichtungslinie ab!

Den Körper in Balance bringen

Die Pilates-Übungen sind eine wichtige Säule, um ins Gleichgewicht zu kommen. Sie entwickeln und fördern das Gefühl für den Körper, Sie sprechen unterentwickelte Sinne an und kräftigen die Skelettmuskulatur.

Entspannte Schultern und starker Rücken

Durch konzentrierte Arbeit an der korrekten Ausrichtung des Körpers können während des Pilates-Trainings belastende und verschleißfördernde Asymmetrien korrigiert werden. Sind alle Körperpartien ausgerichtet und untereinander organisiert, stehen sie in einem optimalen Bezug zur Schwerkraft. Dadurch wird jegliche Druckbelastung auf die Gelenke minimiert, und die Muskulatur arbeitet ausgeglichen. Jede auch noch so kleine Abweichung von den optimalen Schwerkraftlinien kompensiert der Körper durch Kippung oder Rotation. Dies führt zu einem erhöhten Energieaufwand, zu Verstärkungen und Verkürzungen von Bindegewebe, Faszien und Muskeln sowie zu erheblichen Druckbelastungen auf Gelenkstrukturen. Diese gleichen die Fehlbelastungen zwar kurzfristig aus, aber langfristig kommt es zu Gelenkschmerzen, Rückenproblemen und organischen Beschwerden.

Durch die Verinnerlichung der Pilates-Prinzipien (siehe Seite 35) werden Haltungsabweichungen deutlich; die gezielte Ansprache der Muskulatur, abhängig von ihrer Funktion, bewirkt eine exakte Ausrichtung von

Gut zu wissen:

Bei der Pilates-Methode liegt der Fokus grundsätzlich auf dem harmonischen Zusammenspiel von Atmung und Bewegung sowie Imagination und Bewusstheit, was automatisch die Leichtigkeit der Bewegungen fördert und den Körper ins Gleichgewicht bringt.

Wirbelsäule und Gelenken. Damit sind alle Voraussetzungen für ökonomische und ausbalancierte Bewegungsabläufe gegeben. Ein Blick auf die Strukturen und die Bauweise der Schultern und des Rückens verdeutlicht Zusammenhänge und Abhängigkeiten. Entspannte Schultern ermöglichen Armkraft ohne Anstrengung. Die Kunst der optimalen Stabilisation und Beweglichkeit der Wirbelsäule sowie der effektive Einsatz der inneren Stärke garantieren einen gesunden, belastbaren Rücken.

Die Gefahr unökonomischer Bewegungen

Der Schultergürtel besteht aus je zwei Schulterblättern und Schlüsselbeinen, dem Brustbein, der Brustwirbelsäule sowie den Oberarmen und ihren gelenkigen Verbindungen. Der kugelige Gelenkkopf des Oberarms trifft auf eine winzige knöcherne Gelenkpfanne der Schulter. Im Gegensatz zum Hüftgelenk, bei dem der runde Gelenkkopf weitgehend knöchern von einer Pfanne umrahmt wird, ist das Schultergelenk von einer Manschette aus Muskeln, Bändern und Knorpelstrukturen umgeben. Daraus resultieren die große Beweglichkeit, ein dreidimensionaler Aktionsradius und eine außerordentliche Bewegungsvielfalt. Allerdings liegt hier auch die größte Schwachstelle unserer Schultern. Bei dieser Bewegungspalette in Verbindung mit einseitiger oder monotoner Nutzung sowie Überbelastung schleichen sich nämlich oft unökonomische Bewegungsmuster ein.

Die Schulterblätter – vergessene Flügel

Durch Entspannung und Entlastung der Schulter-Nacken-Muskulatur in Verbindung mit der optimalen Ausrichtung der knöchernen Strukturen entwickeln Sie ohne Anstrengung die nötige Kraft für belastbare, schmerzfreie Schultern. In ungewohnten Situationen und insbesondere, wenn wir aufgeregt sind, werden die Schultern oft in Richtung Ohren gezogen.

Ständig angehobene Schultern bedeuten Überforderung auf höchstem Niveau, vor allem für den größten, oberflächlichen Nackenmuskel (M. trapezius), der sich rautenförmig wie eine Kapuze über Nacken, Schulterblätter und Brustwirbelsäule ausbreitet. Werden die angehobenen Schultern zur Gewohnheit, insbesondere beim Anheben und Tragen, hat der oberflächliche Nackenmuskel keine Chance zur Entspannung. Massagen oder physikalische Therapien können

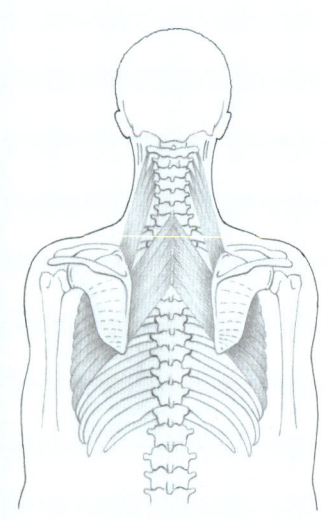

■ Der Schultergürtel setzt sich zusammen aus den Schulterblättern, den Schlüsselbeinen, dem Brustbein, der Brustwirbelsäule und den Oberarmen.

kurzfristige Entlastung und Wohlgefühl bringen, langfristig wird sich die Muskulatur jedoch nur durch ein verändertes Bewegungsverhalten harmonisieren lassen. Ein Schlüsselelement dafür sind die Schulterblätter. Ihre dreieckige Form und ihre Lage erinnern an Flügel, und sie können beim richtigen Einsatz unsere Schultern »beflügeln«. Idealerweise liegen beide Schulterblätter flach am Brustkorb auf, der innere Rand ver

Verändert sich der Grundtonus eines Teammitglieds, wird der Gegenspieler sogleich in Mitleidenschaft gezogen.

läuft parallel zur Wirbelsäule, der obere Rand waagerecht. Parallel zum Trapezius verläuft der Schulterblattheber (M. levator scapulae); er verbindet das Schulterblatt mit dem Schädel. Beide Muskeln sind häufig Ursache für massive Nackenverspannungen und Spannungskopfschmerzen, etwa wenn Sie voller Übereifer Schultern und Schulterblätter anheben und sich dabei überarbeiten. Der sogenannte Sägemuskel (M. serratus) liegt unter der Schulter, seitlich am Brustkorb zwischen Rippen und Schulterblatt. Er stabilisiert dieses in gekonnter Teamarbeit mit dem Trapezius. Eine zu hohe Spannung des Serratus zieht das Schulterblatt aus seiner idealen Position nach vorn – eine der häufigsten Verschiebungen mit fatalen Folgen.

Praxis-Tipp: die Schulterblätter erspüren

Lernen Sie zunächst Ihre Schulterblätter mit Hilfe einer Partnerin oder eines Partners ganz genau kennen:

Stellen Sie sich hintereinander; die/der Hintere reibt die Hände einige Male aneinander, um Wärme und Energie entstehen zu lassen. Lösen Sie die Hände voneinander und legen Sie die rechte Hand auf das rechte Schulterblatt Ihrer Partnerin/Ihres Partners. Nehmen Sie Größe und Lage bewusst wahr.

Fahren Sie mit den Fingerspitzen die Ränder des Schulterblatts entlang. Lernen Sie dessen dreieckige Form mit der nach unten gerichteten Spitze und seine genaue Lage kennen.

Legen Sie nochmals die gesamte Handinnenfläche auf das Schulterblatt. Die/der Vordere beginnt nun langsam, den rechten Arm zu bewegen. Wann bewegt sich das Schulterblatt?

Nach einigen Bewegungen lassen Sie den rechten Arm wieder entspannt neben dem Körper hängen und lösen die Hand vom Schulterblatt. Wie nehmen Sie Ihre Schulter jetzt wahr? Gibt es einen Unterschied?

Wiederholen Sie die Übung mit der linken Seite und tauschen Sie dann die Rollen. Je genauer Sie Größe, Lage und Beweglichkeit Ihrer Schulterblätter kennen, umso besser können Sie diese ausrichten und stabilisieren.

Die Schultern mobilisieren

In entspannter Haltung sollten Ihre Schulterblätter flach am Brustkorb liegen, sich in den Rücken integrieren. Ihre »Flügel« sind also von außen nicht sichtbar. Hebt sich die Innenseite des Schulterblatts vom Brustkorb, besteht eine Dysbalance der stabilisierenden Muskulatur. Das Schulterblatt besitzt nur eine knöcherne Verbindung zum Rumpf, das Schlüsselbein. Ansonsten ist es vollständig in Muskulatur eingebettet. Die Wahrscheinlichkeit eines muskulären Ungleichgewichts, verursacht durch das Schulterblatt, ist daher sehr groß.

In den Übungen »Schultergleiten« (siehe Seite 57) und »Schultergehen« (siehe Seite 58) lernen Sie, Ihre Schulterblätter zu mobilisieren und so alle muskulären Verspannungen unterhalb der Schulterblätter zu lösen. Um auch während der Armbewegungen das optimale Zusammenspiel Ihrer Muskulatur zu nutzen, setzen Sie Ihre Schulterblätter als Gegenpol ein. Sie senken beispielsweise bei den »Windmill Arms« (siehe Seite 73) zunächst das Schulterblatt in Richtung Becken, entlasten dadurch den Trapezius und können den Arm mit wenig Kraftaufwand und entspannten Schultern anheben. Je regelmäßiger Sie diese Technik des bewussten Senkens Ihres Schulterblatts mit der dreidimensionalen Gegenbewegung üben, umso schneller lässt sie sich in den Alltag integrieren. Ein nach hinten, unten und außen sinkendes Schulterblatt entlastet Schultern und Nacken.

Sorgen ablegen:

Durch die Pilates-Technik lernen Sie, Ihren Schultergürtel neu zu organisieren sowie Ärger und Sorgen abzuschütteln. Die Übungen »Schultergleiten« und »Schultergehen« helfen Ihnen, die natürliche Position der Schultern wiederzuentdecken. Je häufiger Sie diese Übungen durchführen, desto leichter werden Sie Schultern und Nacken auch im Alltag entspannen können.

Schluss mit einseitiger Dauerbelastung

Kummer, Sorgen, Ängste und Trauer lassen die Schultern oft nach vorn sinken. Auch für die ab Seite 38 genau beschriebenen Schulterblätter bedeutet das, dass sie nach vorne gleiten. Die so wichtige Zentrierung des gesamten Schultergürtels wird aufgegeben, die Vorderseite des Brustkorbs sackt zusammen, und alle Strukturen in diesem Bereich drohen zu verkürzen, insbesondere der kleine Brustmuskel. Die beiden Schlüsselbeine (Clavikula) sind längliche, s-förmig geschwungene Knochen, die jeweils gelenkig mit Schulterblatt und Brustbein (Sternum) verbunden sind. Ein stets vorverlagerter Schultergürtel schränkt auf Dauer die Beweglichkeit des sogenannten SC-Gelenks, der Verbindung zwischen Schlüsselbein und Brustbein, ein. Dieses Gelenk stellt auch die einzige knöcherne Verbindung der Arme zum Rumpf dar. Alle anderen Verbindungen erfolgen über Muskeln. Das Ausmaß des Bewegungsraums der Arme steht also im direkten Zusammenhang

Mobilisation ist die beste Möglichkeit, um einseitiger Dauerbelastung und Verschleiß entgegenzuwirken.

mit der Bewegungsqualität dieses Gelenks. Mobilisation heißt Bewegung in alle möglichen Richtungen und bewusste Ausrichtung nach außen mit Hilfe der Vorstellungskraft.

Das »Lächeln zwischen den Schlüsselbeinen«

In vielen Pilates-Übungen werden Sie aufgefordert, das »Lächeln zwischen Ihren Schlüsselbeinen« zu spüren oder die angenehme Breite des Schultergürtels wahrzunehmen, um mehr und mehr Raum zu schaffen und sich stressfrei auszubreiten. Die Bewusstheit einer entlastenden Weite zwischen den Schlüsselbeinen und ihrer horizontalen Balance unterstützt die optimale Ausrichtung der Schulterblätter, vergrößert den Bewegungsspielraum der Arme und verleiht eine offene Körperhaltung sowie ein schönes Dekolleté.

Praxis-Tipp: Weite zwischen den Schlüsselbeinen

In der Rückenlage mit aufgestellten Füßen klopfen Sie mit den Fingerspitzen beide Schlüsselbeine und das Brustbein einige Male ab. Beenden Sie das Klopfen an den Schlüsselbeinen entlang nach außen.

Legen Sie beide Arme längs des Körpers auf die Matte, die Handinnenflächen sind zur Matte gedreht. Rollen Sie die Arme, an den Schultern beginnend, nach außen, bis die Handrücken auf der Matte liegen. Rollen Sie langsam und aufmerksam die Arme mehrfach ein und

aus, und beobachten Sie dabei mit allen Sinnen Ihre Schlüsselbeine.

Abschließend lassen Sie die Handrücken auf der Matte ruhen.

Lenken Sie Ihre Achtsamkeit auf Ihren Atem, visualisieren Sie Ihre Schlüsselbeine als auslaufende Wellen des Meeres. Sie fließen mit jedem Atemzug nach außen. Nehmen Sie gleichzeitig wahr, wie Ihr mittlerer Rücken schwer auf die Matte sinkt.

41

Ideale Koordination durch Zentrierung

Viele Menschen bewegen statt des Arms gleich die ganze Schulter. Weniger ist aber häufig mehr. Der unnötigerweise höhere Energieaufwand schwächt Muskeln und Gelenke. Werden diese nicht ausreichend bewegt, verschleißen sie schneller. Es erfolgt eine doppelte Fehlbelastung. Außerdem wird die Bewegungsvielfalt des Kugelgelenks nicht vollständig genutzt. Sie können die Leistungsfähigkeit Ihres Schultergelenks beeinflussen, wenn Sie den Gelenkkopf physiologisch plazieren. Ähnlich wie bei den Schulterblättern gilt es, in der entspannten Grundhaltung die Schultergelenke richtig zu positionieren und dann jede Armbewegung funktionell einzuleiten.

Optimal lässt sich die Zentrierung der Schultergelenke von der Seite beurteilen: Sie halbieren den Abstand von Brustbein und Brustwirbelsäule.

Häufig befindet sich das Schultergelenk dezentriert vorn, der Gelenkkopf ist vorgerutscht. Auf vielen Modefotos und in Frauenzeitschriften wird das sogar als ideale feminine Körperhaltung präsentiert. Fest steht allerdings, dass hier alle vorderen Strukturen der Gelenkkapsel massiv irritiert und überdehnt werden. Durch Engpässe (Impignement-Syndrom), mechanische Reizungen oder Verkalkungen entstehen Schmerzen, das Heben der Arme fällt schwer.

Praxis-Tipp: die Schultern zentrieren

Sie sitzen aufrecht auf dem ersten Drittel eines Stuhls. Korrigieren Sie sich seitlich im Spiegel oder lassen Sie dies von einer Freundin/einem Freund vornehmen. Ihre Schultergelenke befinden sich senkrecht unter den Ohren, die Schultern sind sanft nach hinten und unten ausgerichtet.

Stellen Sie sich Ihr rechtes Schultergelenk als Zahnrad vor. Drehen Sie es gedanklich ein wenig nach hinten, der rechte Arm schwebt mit Leichtigkeit nach vorn oben, der Unterarm dreht sich möglichst sanft nach außen, der Daumen zeigt nach oben.

Lassen Sie den Arm entspannt sinken und wiederholen Sie dies noch einige Male. Wechseln Sie dann die Seite.

Die genaue Wahrnehmung der Drehachse hilft bei der Verankerung der Schulter, dem intelligenten Bewegungsmuster Ihrer Schulter. Verinnerlichen Sie beim regelmäßigen Üben die entlastende Gegenbewegung von Schulter und Arm; vermeiden Sie auch im Alltag das belastende Rutschen des Gelenkkopfes nach vorn. Ihre Schultern jubilieren über den neu gewonnenen kraftvollen Bewegungsimpuls.

Den wertvollen Kopf balancieren

Wenn wir im wahrsten Sinne des Wortes nicht mehr wissen, wo uns der Kopf steht, muss die sensible Halswirbelsäule, die im Vergleich zur restlichen Wirbelsäule zart gebaut und sehr beweglich ist, dies häufig mit sehr hohem Energieaufwand kompensieren. Optimalerweise sollte der Kopf wie eine Kugel am höchsten Punkt der wellenförmigen Wirbelsäule balanciert werden. Alle Hals- und Nackenmuskeln halten dieses Gleichgewicht mit minimalem Krafteinsatz. In dieser Balance befinden sich beide Augen und beide Ohren jeweils auf einer horizontalen Linie, der Unterrand der Augenhöhe und der Gehörgang (Linea infraorbitalis) liegen auf einer horizontalen Ebene, Wirbelsäule und Kinn bilden einen rechten Winkel.

Leider sind zahlreiche Abweichungen von der optimalen Kopfhaltung zu beobachten, die weitreichende Auswirkungen haben.

Nackenschmerzen durch falsche Kopfhaltung

Hängt etwa der Kopf traurig nach vorn, muss der Trapezius als größter und oberflächlichster Nackenmuskel immense Haltearbeit leisten und reagiert stereotyp mit »Hartnäckigkeit«. Das angehobene Kinn, vergleichbar mit Hans Guckindieluft, staucht den Nacken. Seine feinen Strukturen, die Kopf und Rumpf miteinander verbinden, werden irritiert, die schmerzhaft verkürzte Nackenmuskulatur sowie der Bandapparat schränken die Beweglichkeit der Kopfgelenke ein. Der in den Nacken verschobene Kopf (Reklination) belastet chronisch die untere Halswirbelsäule, woraus frühzeitige Abnutzungen resultieren können. Zudem ist die Halsmuskulatur überdehnt, das Gesicht verliert seine Spannkraft. Ein übertrieben gestreckter Nacken mit zum Hals gezogenem Kinn beeinträchtigt die Sprach- und Schluckfunktionen, lässt die Stimme gepresst klingen, weil Schlund und Schluckmuskulatur fälschlicherweise als zusätzlicher Halt für den mehrere Kilogramm schweren Kopf eingesetzt werden. Jegliche Abweichung vom Lot verschmälert

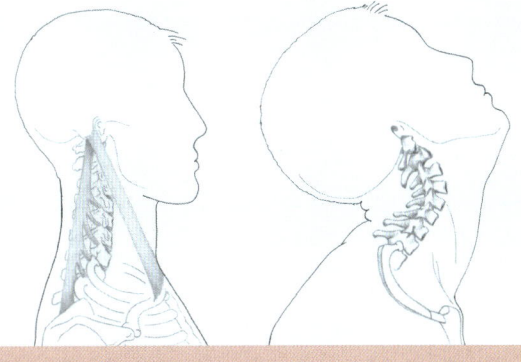

■ Optimal: Wirbelsäule und Kinn bilden einen rechten Winkel (Zeichnung links); eine Reklination (rechts) belastet die HWS.

die dünne Schleuse, unseren Hals, der den Kopf mit dem Körper verbindet. Die Wirbelsegmente im Halsabschnitt sind die feinsten Segmente des gesamten Rückens, die Zwischenwirbellöcher für die aus dem Rückenmarkskanal austretenden Nerven besitzen den kleinsten Durchmesser; die Gelenkflächen der Wirbelbögen (Facettengelenke) sind ebenfalls extrem klein, und die knorpeligen Bandscheiben sind

Die Kopfhaltung steht auch in direktem Zusammenhang mit unserer Sinneswahrnehmung, mit geistiger Klarheit, Reaktionsvermögen, Gleichgewichtsgefühl und dem optimalen Überblick.

sehr schmal. Einem verkürzten, gestauchten Nacken drohen chronische Abnutzungen und Verletzungsgefahr. Je entspannter Ihre Nackenhaltung ist, umso reibungsfreier verläuft die nervale Verbindung zwischen Kopf und Rumpf, zwischen Kopf und oberen Extremitäten.

Entlastende Ausrichtung des Kopfes

Die netzartig verspannte tiefe Nackenmuskulatur, welche die feinen Strukturen der einzelnen Nackensegmente eingelenkig miteinander verbindet, ist für die lokale Stabilisation Ihres Nackens verantwortlich. Mit der korrekten, spannungsfreien Ausrichtung des Kopfes, die Sie im Pilates-Training erlernen, reaktivieren Sie diese sensible Muskulatur zum optimalen Schutz in jeder Haltung und bei allen Drehbewegungen des Kopfes. Durch das Training von innen nach außen harmonisiert sich der Tonus der oberflächlichen Hals- und Nackenmuskulatur, weil sie keine zusätzliche Haltearbeit mehr verrichten muss.

Praxis-Tipp: kleines Nicken mit großer Wirkung

Setzen Sie sich gerade im Schneidersitz nah an eine Wand. Nehmen Sie Ihr Kreuzbein, die Brustwirbelsäule und den Hinterkopf an der Wand wahr.

Entspannen Sie in diesem aufrechten Sitz den Kiefer, die Schultern und das Gesicht. Lenken Sie sanft den Kopf an der Wand entlang nach oben, bis Kinn und Hals im rechten Winkel ausgerichtet sind.

Lösen Sie diese Aufrichtung dann möglichst behutsam wieder.

Wiederholen Sie die kleine Nickbewegung mehrmals hintereinander, genießen Sie dabei die Länge im Nacken und die entlastende Dehnspannung der Wirbelsäule. Die Drehachse dieser zarten Kopfschaukel verläuft horizontal von Ohr zu Ohr, um die Bewegung isoliert vom Kopfgelenk auszuführen.

Gute Vorbilder: afrikanische Frauen

Die aufgerichtete Kopfhaltung ist die essenzielle Grundlage für eine achsengerechte Belastung der Halswirbelsäule in Bezug auf Statik und Dynamik. Ein nach oben gestreckter und verlängerter Nacken ist von der tiefliegenden Muskulatur und den Bändern auch bei großen Belastungskräften in hervorragender Koordination gesichert. Das Bewegungsverhalten des Kopfes ist für die Bewegungssteuerung des gesamten Körpers maßgebend. Nehmen Sie die stolzen afrikanischen Wasserträgerinnen als Ihr persönliches Vorbild für einen knickfreien Verlauf Ihrer Halswirbelsäule bei allen Dreh- und Neigebewegungen des Kopfes.

Bei beängstigenden Ereignissen spricht der Volksmund vom »stockenden Atem« und bei Trauer von »Enge im Brustkorb«. Wohlgefühl und Zufriedenheit scheinen in engem Zusammenhang mit der Beweglichkeit des Brustkorbs zu stehen. Ein Blick auf die Anatomie stützt diese These. Unsere intelligente Schaltzentrale, das Gehirn, wird von einem festen Schädelknochen umschlossen. Die beiden lebenswichtigen Organe Herz und Lunge liegen dagegen in einem schützenden Korb aus Knorpel, Knochen, Gelenken und diagonal vernetzter Muskulatur, dem Brustkorb. Er ist genau der passende und vor allem höchst flexible Rahmen für Organe, die Raum und Ausdehnung lieben.

Gut zu wissen:

Emotionale Belastungen, Bewegungsmonotonie und Bewegungsmangel, aber auch antrainierte Haltungsmuster aus Kraftprogrammen lassen den beweglichen Brustkorb zum festgefahrenen Kasten verkümmern.

Zwangsläufig resultieren daraus eine massive Einschränkung des Atems, eine verminderte Sauerstoffversorgung und ein gehemmter Energieaustausch.

Die Beweglichkeit des Brustkorbs nutzen

Optimales Einsaugen der Atemluft in die Lunge während der Einatmung bedarf eines dreidimensional beweglichen Brustkorbs, vergleichbar mit einem Luftballon, der sich in alle Richtungen dehnt. Kleine Kugelgelenke zwischen den schlanken, gebogenen Rippen und der Wirbelsäule ermöglichen diese Beweglichkeit, die wir aber leider selten vollständig ausschöpfen. Die konsequente Aneignung der Pilates-Atmung kann diese Kapazität reaktivieren. Ausgleichsbewegungen zwischen Brustkorb, Nacken und Schädel sind die elementare Voraussetzung für die Aufrichtung und die Körperbalance. Dieses Prinzip der Stabilität und des Ausgleichs trainiert ein Baby bereits im Kinderwagen durch die ersten Rollbewegungen. Wird das perfekt eingeübte Zusammenspiel später durch einen blockierten Brustkorb zunehmend gehemmt, so müssen Nacken und Kopf ausgleichend wirken.

Rundrücken und Flachrücken – chronisch überlastet

Beim *Rundrücken* sinkt das Brustbein nach innen, die Brustwirbelsäule wölbt sich rund nach außen. Ob aus Gewohnheit, als Zeichen von Coolness oder aufgrund von Veranlagung, die Verschiebung wird mehr und mehr zur Fixierung und dauerhaften Bewegungseinschränkung. Schlimmstenfalls kann das eingesunkene Brustbein die Herz-Kreislauf-Tätigkeit, vor allem bei Belastung, einschränken.

Die eingedrückten unteren Rippen nähern sich den Ansatzpunkten des Zwerchfells. Die Starrheit des Brustkorbs und die Insuffizienz dieses Atemmuskels erzwingen das Anheben des gesamten Brustkorbs beim Einatmen. Die Überstrapazierung der Hilfsatemmuskulatur und die Verkürzung der Bänder und Muskeln an der Rumpfvorderseite ziehen die Halswirbelsäule nach vorn in eine belastende Verstärkung der natürlichen Schwingung (Hyperlordose). Zusätzlich wird der untere Rücken komprimiert. Zum Ausgleich der Statik gerät der eingesunkene Brustkorb durch Verschiebung nach hinten aus dem Lot. Einem rigiden Brustkorb fehlt jegliche Anpassungsfähigkeit bei Bewegungen des Oberkörpers. Diese Defizite werden von der Hals- und Lendenwirbelsäule kompensiert, es folgt eine chronische Überlastung.

Ein zweiter Haltungstyp, der gerade *Flachrücken*, wirkt auf den ersten Blick gesund. Aber die starre, überstreckte Haltung von Brustkorb und Brustwirbelsäule führt aufgrund zu starker Muskelspannung zu Immobilität. Beim Flachrücken muss die dreidimensionale Beweglichkeit der Wirbelsäule reaktiviert werden. Die Therapie von Kreuzschmerzen beginnt daher mit der Flexibilitätsschulung des Brustkorbes.

Gut zu wissen:

Während bei einem Rundrücken die Muskeln des oberen Rückens eher zu schwach sind, so führt die stets stark aufgerichtete Brustwirbelsäule beim Flachrücken zu verkürzten Muskeln mit hohem Tonus. Sie lassen keine harmonischen Bewegungen mehr zu und blockieren die einzelnen Wirbelsegmente. Die Verspannungen behindern die wichtige Schulterblattbewegung und minimieren die Fähigkeit der Ausbreitung des Brustkorbs bei der Einatmung.

Praxis-Tipp: die Beweglichkeit des Brustkorbs entdecken

Die Schlüssel zur Lösung von Beschwerden an Nacken und Wirbelsäule durch Rund- oder Flachrücken heißen »Aufrichtung« und »Bewegung«.

Setzen Sie sich auf das erste Drittel der Sitzfläche eines Stuhls.

Schaukeln Sie das Becken vor und zurück; nehmen Sie wahr, wie Sie über beide Sitzbeinknochen rollen. Sitzen Sie hinter den Sitzbeinknochen, sinkt der Brustkorb nach innen, der Rücken wird rund. Plazieren Sie sich vor den Sitzbeinknochen, überstreckt die ganze Wirbelsäule, der Brustkorb schiebt sich nach vorn oben. Pendeln Sie sich dann auf den Spitzen der Sitzbeinknochen ein, das Becken ist senkrecht ausgerichtet; ein fiktiver Faden lenkt Ihren Kopf nach oben, die Wirbelsäule richtet sich natürlich nach oben aus.

Legen Sie Ihre gefächerten Hände seitlich an den Brustkorb, Ihr Becken bleibt stabil; Sie schieben den Brustkorb in die rechte Hand, dann in die linke. Verlagern Sie ihn horizontal hin und her und beobachten Sie die Flexibilität.

Pendeln Sie sich in der Mitte ein, und schieben Sie den Brustkorb vor und zurück. Welche Beweglichkeit ist hier möglich? Gleiten gleichzeitig Ihre Schulterblätter auf dem Brustkorb nach innen und außen?

Beginnen Sie dann, den Brustkorb locker einige Male im Uhrzeigersinn und entgegengesetzt zu kreisen. Entdecken Sie Ihre Beweglichkeit und Dynamik in diesem Bereich Ihres Körpers. Lassen Sie Herz und Lunge »tanzen«.

Aufrecht sitzend atmen Sie durch die Nase ein und durch den Mund verlängert aus. Beobachten Sie die Bewegungen des Brustkorbs, lassen Sie die Rippen einatmend nach außen streben und ausatmend zurückschwingen.

Obwohl der Bewegungsradius der vielen kleinen Gelenke des Brustkorbs eher klein ist, ergeben sich aus einer intelligenten Interaktion des Systems eine große Flexibilität und Drehfreudigkeit.

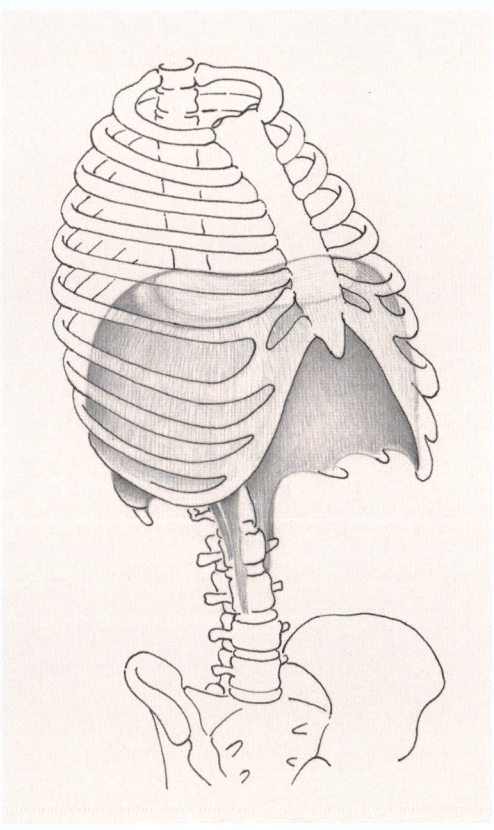

Die Schlüsselstellung des Beckens

Das Becken trägt, vergleichbar mit einer Schale, die wertvollen Organe. Gleichzeitig bildet es das Fundament des Oberkörpers. Seine Stellung beeinflusst die Aufrichtung, das Gleichgewicht und die Kraftübertragung zwischen Beinen und Rumpf. Ein Kippen nach vorne staucht den unteren Rücken, die Bauchmuskeln werden überdehnt, die Rückenstrecker im Lendenwirbelsäulenbereich verkürzt.

Eine übermäßige Aufrichtung des Beckens und ein daraus resultierender Flachrücken haben Unbeweglichkeit zur Folge.

Das hat zur Folge, dass diese Muskeln weniger gut durchblutet und von einem mangelhaften Stoffwechsel versorgt werden. Es kommt zu Schmerzen und einer schlechteren Kontraktionsfähigkeit. Die natürlichen Schwingungen der Wirbelsäule können sich auf einer schiefen Ebene nicht physiologisch entfalten. Die veränderte Statik und die überlastete Muskulatur lösen unterschiedliche Engpässe an Wirbelgelenken, Bandscheiben und Bandstrukturen aus. Der Verlust der dreidimensionalen Beckenbewegung vermindert die wechselnden Druckbelastungen, die zur Ernährung der Bandscheiben wichtig sind. Daraus resultieren

Praxis-Tipp: das Becken erspüren

Sie stehen mit leicht gebeugten Knien im Abstand einer Fußlänge mit dem Rücken zu einer Wand und lehnen Kopf, Brustwirbelsäule und Kreuzbein an.

Stützen Sie Ihre Hände seitlich in die Taille und erkunden Sie den oberen Rand der Beckenschaufeln. Ertasten Sie beide Beckenkammknochen, die beiden spitzen oberen Enden der Beckenschale. Lassen Sie das Becken nach vorn sinken; zwischen Lendenwirbelsäule und Wand entsteht ein weiter Abstand, der untere Rücken wird hohl.

Rollen Sie das Becken ein; die beiden Beckenkammknochen bewegen sich nach oben

und hinten, der Rücken schmiegt sich locker an die Wand.

Schaukeln Sie mehrfach hin und her.

Abschließend lassen Sie das Becken an der Wand nach hinten unten gleiten, streben mit dem Kopf nach oben und strecken beide Beine behutsam aus.

Nehmen Sie die Schwingungen Ihrer Wirbelsäule wahr und entspannen Sie die Rückenmuskulatur im Lendenbereich. Hinterkopf, Brustwirbelsäule und Kreuzbein haben Kontakt mit der Wand. Die Hals- und Lendenwirbelsäule sind sanft nach innen geschwungen.

Kreuzschmerzen und muskuläre Verspannungen im Brustwirbel-säulenbereich. Beim Pilates-Training erleben Sie die gezielte Aus-richtung der Wirbelsäule in eine axiale Länge über die gegenläufige Orientierung von Kopf und Becken. Mit Hilfe zahlreicher bildhafter Vorstellungen, z. B. dass Ihr Kopf wie ein mit Helium gefüllter Ballon nach oben schwebt und das Becken über einen imaginären Di-nosaurierschwanz nach hinten unten sinkt, entlasten Sie Ihre Wirbelsäule über alle Seg-mente. Sie werden die regelmäßig aufgebau-te Längsspannung in jeder Ausgangsposition und während des Übungsablaufs mehr und mehr verinnerlichen und dann auch in All-tagssituationen anwenden.

Lernen Sie, Ihr Becken auszubalancieren wie eine Schale mit flüssigem Inhalt, von dem Sie kein Tröpfchen verschütten möchten.

Den Körper zentrieren und aufrichten

Der konzentrierte Umgang mit der axialen Länge der Wirbelsäule, der präzisen Ausrichtung des Beckens und der horizontalen Balance der Beckenschale im Pilates-Programm schafft die Basis zur geziel-ten Zentrierung des Körpers. Bauch-, Beckenboden- und tiefliegen-de Rückenmuskulatur werden in allen Übungen gezielt beansprucht, um auf sämtliche Anforderungen geschmei-dig, elastisch und angemessen kraftvoll zu reagieren. Das harmonische Zusammenspiel initiiert, optimiert und führt jede Bewegung effizient. So wird ein zielgerichteter, kon-zentrierter Bewegungsablauf aus dem Zen-trum heraus möglich und die Wirbelsäule kann schützend stabilisiert werden.

Die dreidimensional verlaufenden Fasern der Bauchmuskulatur werden ihren Aufgaben entsprechend genutzt, und der Beckenboden dirigiert die Haltung in die Aufrichtung. Die bewusste und konsequente muskuläre Ver-bindung des unteren Rippenbogens zum Becken sowie die Integration des Rippenbo-gens unterstützen die wichtige Beweglichkeit des Brustkorbs, ermöglichen eine tiefe At-mung und entlasten gut spürbar die Lenden-wirbelsäule.

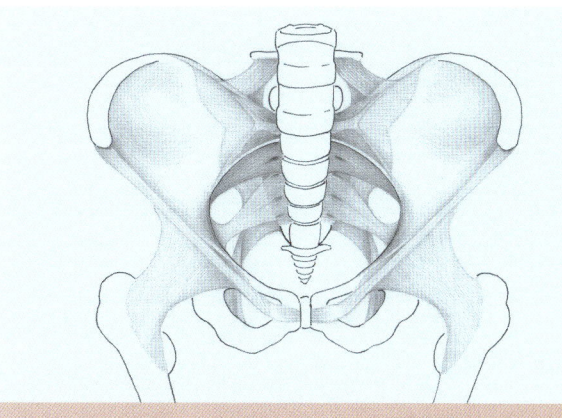

■ Das Becken, das aussieht wie eine Scha-le, bildet die Basis des Oberkörpers. Seine Stellung beeinflusst die Haltung.

49

Schulter-Nacken-Workouts

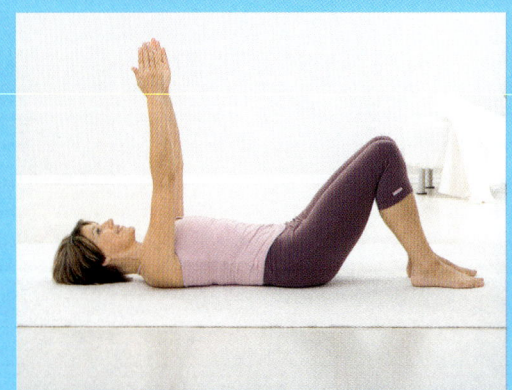
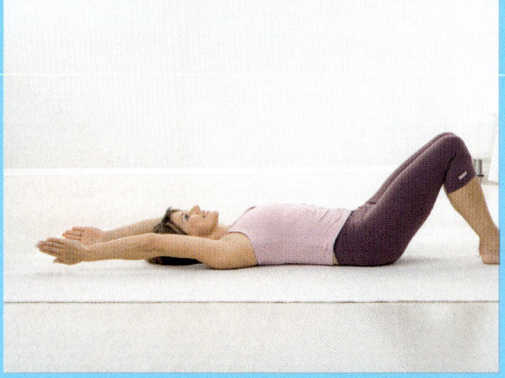

Los geht's mit der Pilates-Praxis! Die spürbare Lockerung und Kräftigung von Schultern und Nacken wird Sie jeden Tag aufs Neue anspornen. Wenn Sie auf den »Fokus« achten, trainieren Sie präzise und kontrolliert. Die »Visualisierungen« helfen Ihnen, ein Gefühl für die Bewegungen zu entwickeln.

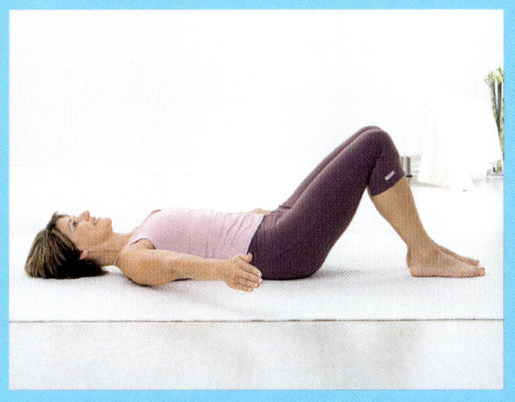

»Lebenskraft und Energie, Körper und Atem sind untrennbar. Wenn der Körper sich nicht bewegt, kann die Lebenskraft nicht fließen. Wenn die Lebenskraft nicht fließt, gerät die Energie ins Stocken.«

Sun Ssu-Mo, Arzt zur Zeit der Tang-Dynastie

Lockerheit wiederentdecken

Um das Zusammenspiel aller Strukturen des Schultergürtels zu fördern und zu harmonisieren, schulen Sie nun Ihre Sensibilität sowie Ihr Körpergefühl. Sehen Sie das Training als schöne Abwechslung in Ihrem Alltag an.

Neue Bewegungsmuster für den Schultergürtel

Die gewonnene Aufmerksamkeit für die Schulterblätter und das Bewusstsein für die eigene Bewegungskapazität sind wichtige Voraussetzungen dafür, dass Sie die Bewegungen des Schultergürtels neu organisieren können. Das Gleiten der Schulterblätter auf dem Brustkorb löst alle Verspannungen, die sich unter den Schulterblättern angesammelt haben. Um Nacken und Schultern im Alltag zu entlasten, müssen Ihre Schulterblätter locker und harmonisch mit den Bewegungen der Arme mitgehen. Verhindern oder blockieren Verhärtungen in den Muskeln (Myogelosen) die Schulterblattbewegungen, reagiert die überlastete Schulter-Nacken-Muskulatur ihrerseits mit Verspannungen. Je häufiger Sie den »Flügelschlag« (siehe nächste Seite) ausführen, umso leichter wird es Ihnen in der Pilates-Praxis und im Alltag fallen, Schultern und Nacken zu entspannen und von Unannehmlichkeiten zu befreien.

Beobachten Sie Ihren Körper während jeder Übung mit all Ihren Sinnen. Welche Bewegungsanweisung können Sie spielerisch umsetzen? Wo entdecken Sie Bewegungseinschränkungen, welche Muskeln werden schnell müde, welche halten unnötig fest? Je besser Sie Ihren Körper kennen, umso eher können Sie belastende Haltungs- und Bewegungsmuster aufdecken. Dies ist der erste

Gut zu wissen:

Die meisten Übungen für Schultern und Nacken können Sie sehr gut in Ihren Alltag integrieren. Lassen Sie doch einfach auf dem Büro- oder Küchenstuhl zwei- bis dreimal täglich Ihre Arme schweben oder auf indische Art tanzen.

Schritt aus der »Verspannungsfalle«, denn die Wahrnehmung der verzogenen Schultern gibt Ihnen die Chance, ganz bewusst loszulassen.

Der Flügelschlag (nach Erich Franklin)

Diese einfache Übung können Sie auch im Auto an der roten Ampel ausführen. Beobachten Sie, in welche Richtung Ihre Schulterblätter leichter gleiten, und finden Sie dann den Ausgleich zur gewohnten Haltung Ihrer Schulterblätter. Erlauben Sie der Muskulatur, immer wieder behutsam nachzugeben, denn ein zu hoher Tonus kann die natürliche Schwingung der Brustwirbelsäule einschränken. Vergewissern Sie sich, dass auch die Innenkanten Ihrer Schulterblätter in Kontakt zum Brustkorb bleiben.

1. Im aufrechten Stand verhaken Sie die Finger vor dem Herz, beide Ellenbogen sind in Höhe der Hände ausgerichtet; ziehen Sie sanft nach außen.

2. Lenken Sie Ihre Aufmerksamkeit zu den Schulterblättern, schieben Sie sie weit nach außen (Abduktion), der obere Rücken rundet sich leicht. Dann ziehen Sie sie eng zusammen (Adduktion), der Rücken streckt sich.

3. Wechseln Sie beide Bewegungen im fließenden Rhythmus ab.

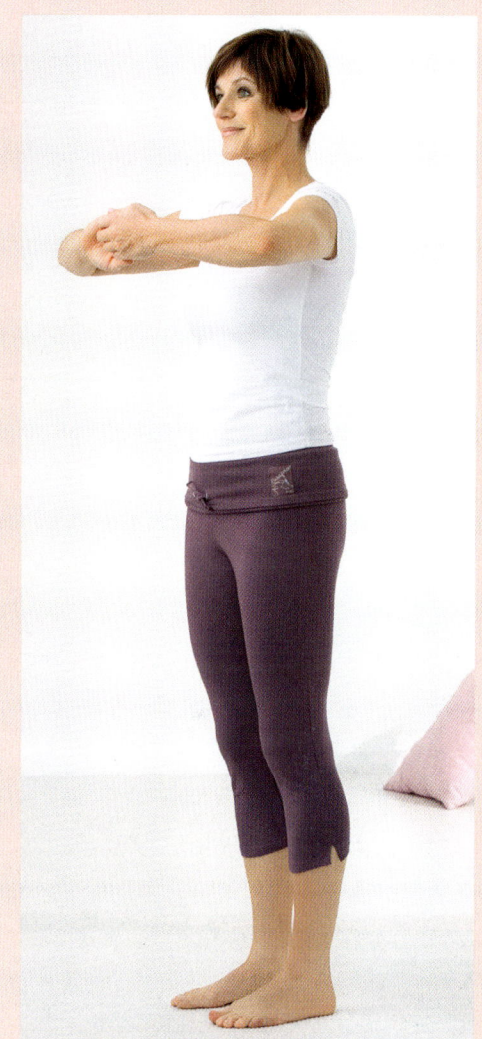

Fokus: Der Zug der Ellenbogen nach außen gibt Ihrem Schultergürtel Breite und Raum. Reaktivieren Sie Ihre Schulterblätter als Schlüsselelemente zum entspannten Schultergürtel und zu lockeren Armbewegungen.

Visualisierung: Stellen Sie sich Ihre Schulterblätter als wunderschöne Flügel vor, die elegant schwingen.

53

Indischer Armtanz

Erleben Sie das Zusammenspiel von einer freien Atmung, einem beweglichen Brustkorb und fließenden Atembewegungen. Ihre Arme können »handeln« und sich völlig frei bewegen, wenn Lunge, Herz und Rippen genügend Freiraum haben.

1. Im aufrechten Stand sind Ihre Füße hüftgelenkbreit auseinander, ein dritter Fuß hätte dazwischen noch Platz. Lassen Sie das Becken nach hinten und unten sinken und streben Sie mit dem Kopf nach oben.

2. Lenken Sie Ihre ganze Aufmerksamkeit auf Ihren Atem: Atmen Sie tief durch die Nase ein und nehmen Sie die Bewegung Ihres Brustkorbs bewusst wahr; die Rippen dehnen sich zur Seite, nach vorn und nach hinten.

3. Atmen Sie hörbar aus und nehmen Sie wahr, wie sich Bauchdecke und Taille nach innen bewegen. Bleiben Sie bei der Pilates-Atmung und lenken Sie Ihre Aufmerksamkeit zur rechten Körperseite. Vertiefen Sie die Atmung zur rechten Flanke. Lenken Sie einatmend Ihr rech-

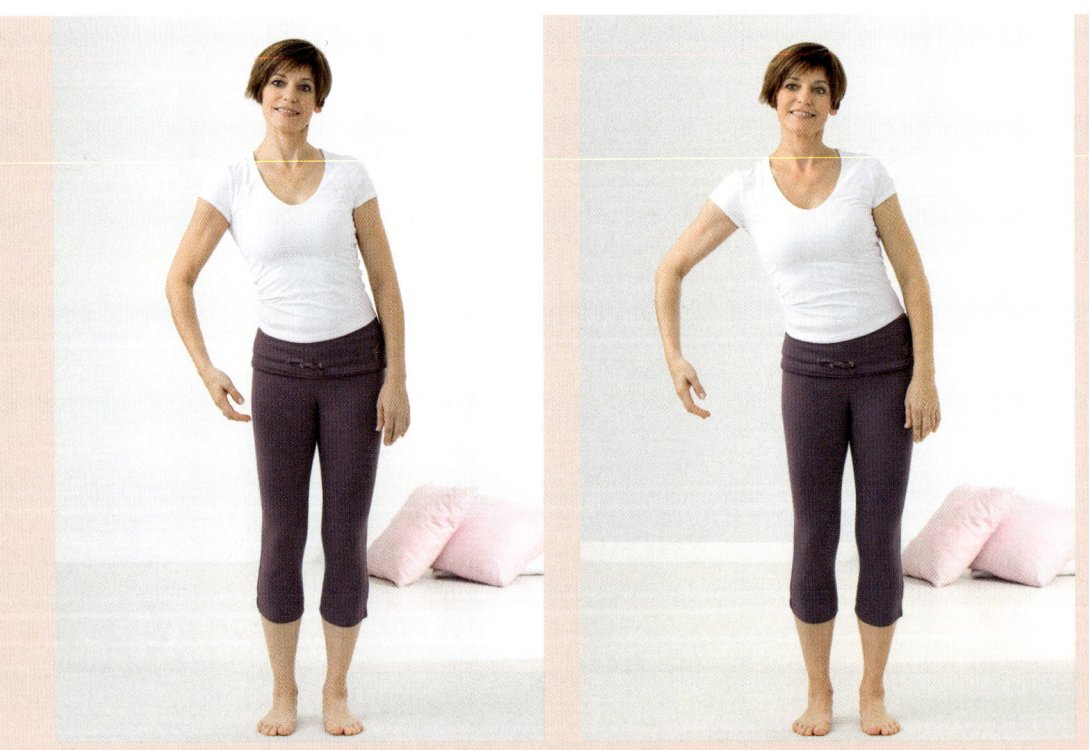

Visualisierung: Lassen Sie Ihren Arm entspannt auf der Welle Ihrer Atmung tanzen.

tes Schulterblatt und alle Rippen auf der rechten Seite möglichst weit nach außen. Vergrößern Sie nun die Ausdehnung nach rechts als Impuls für Ihren rechten Ellenbogen, der sich ganz sanft nach rechts schiebt.

4. Mit jedem Atemzug vertiefen Sie den Bewegungsimpuls über Ihre Einatmung, sodass sich erst der rechte Ellenbogen und dann der Unterarm zur rechten Seite bewegen. Ausatmend sinken der Brustkorb, der Ellenbogen und dann der rechte Unterarm sowie die Hand.

5. Es entsteht eine fließende Bewegung im Rhythmus Ihres Atems. Nach etwa acht bis zehn Wiederholungen lassen Sie den rechten Arm sinken. Beobachten Sie im ruhigen Stand Ihren Atem und vergleichen Sie Ihre rechte Körperseite mit der linken.

6. Wiederholen Sie den indischen Armtanz mit der linken Seite.

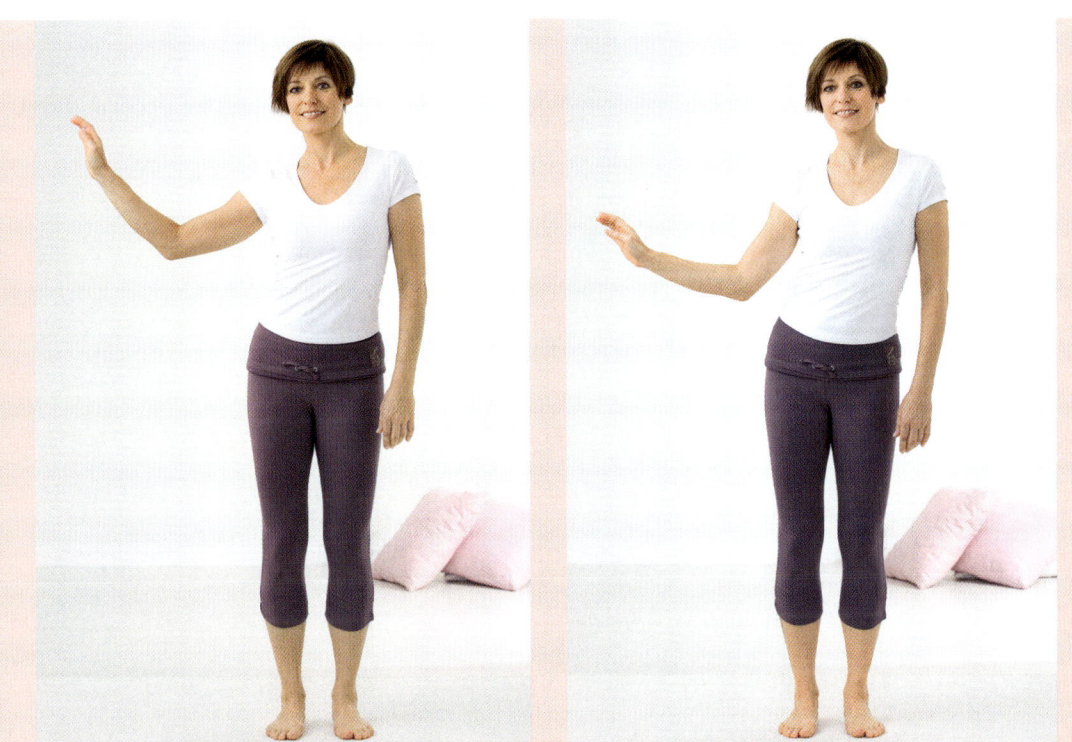

Fokus: Aus der Beweglichkeit Ihres Brustkorbs entwickeln sich Lockerheit und Entspannung der oberflächlichen Nacken- und Schultermuskulatur; es können ökonomische Armbewegungen entstehen.

Relaxation Position –
Die optimale Grundposition

Die Grundposition kann einen Einstieg, aber auch einen ruhigen Ausklang Ihres Pilates-Trainings darstellen. Zudem beginnen viele Übungen in der Relaxation Position. Die Konzentration auf jedes Detail des Körpers und die präzise Ausrichtung von Gelenken und Wirbelsäule ermöglichen eine exakte Ausführung der Übungen mit optimalen Kraftlinien und einer harmonischen Entwicklung von Kraft, Beweglichkeit und Dehnung.

1. Legen Sie sich auf den Rücken. Beide Füße stehen flach auf dem Boden in angenehmer Distanz zum Becken und so eng nebeneinander, dass nur noch ein Fuß dazwischenpasst (hüftgelenkbreit). Ihre Knie zeigen senkrecht zur Decke.

2. Stellen Sie sich vor, Sie halten zwischen den Knien einen Ball in Ihrer Lieblingsfarbe. Nehmen Sie die natürlichen Schwingungen Ihrer Wirbelsäule wahr, das heißt, Ihr Becken liegt stabil am Boden, der Brustkorb liegt vollständig auf; unter der Lendenwirbelsäule und unter dem Nacken spüren Sie jeweils ein Luftkissen. Geben Sie das gesamte Gewicht Ihres Kopfes an die Matte ab.

3. Legen Sie beide Arme entspannt neben dem Körper ab, sodass Ihr Schultergürtel breit aufliegt. Experimentieren Sie mit der Armposition. Welche Lage Ihrer Arme entlastet Schultern und Nacken am besten?

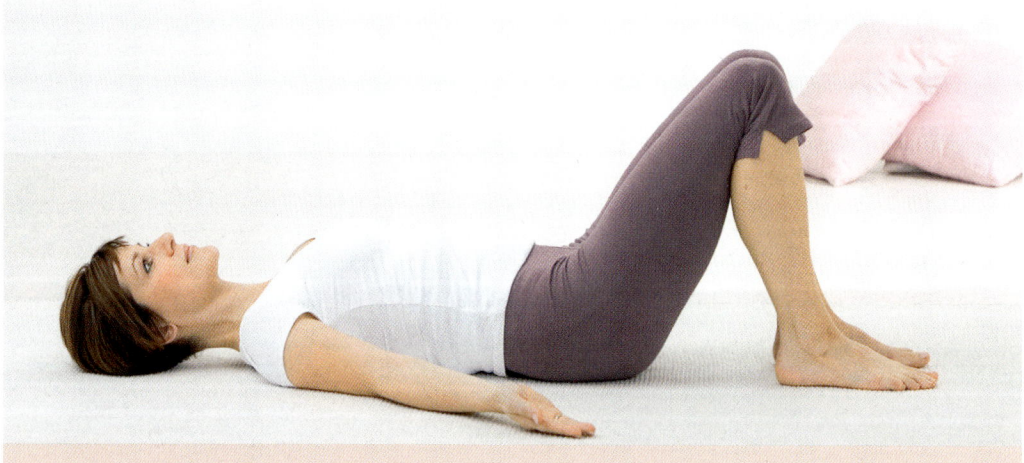

Fokus: Genießen Sie die Entlastung Ihrer Wirbelsäule, indem Sie den Rücken gedanklich verlängern, und lassen Sie überflüssige Spannungen aus dem Körper »herausrieseln«.

Visualisierung: Verwurzeln Sie über die Auflagepunkte Ihres Körpers das Kreuzbein, den Brustkorb und den Hinterkopf tief in der Matte.

Shoulder Slides – Schultergleiten

Die Muskulatur, die Ihre Schulterblätter zum Becken schiebt, ist vernetzt mit den schrägen Bauchmuskeln, welche die Taille formen und den unteren Rücken stabilisieren. Ein bewusstes Senken der Schulterblätter, begleitet von einer verstärkten Atmung, entlastet den Nacken und festigt den unteren Rücken – ein Rückenverwöhnprogramm mit zweifacher Wirkung.

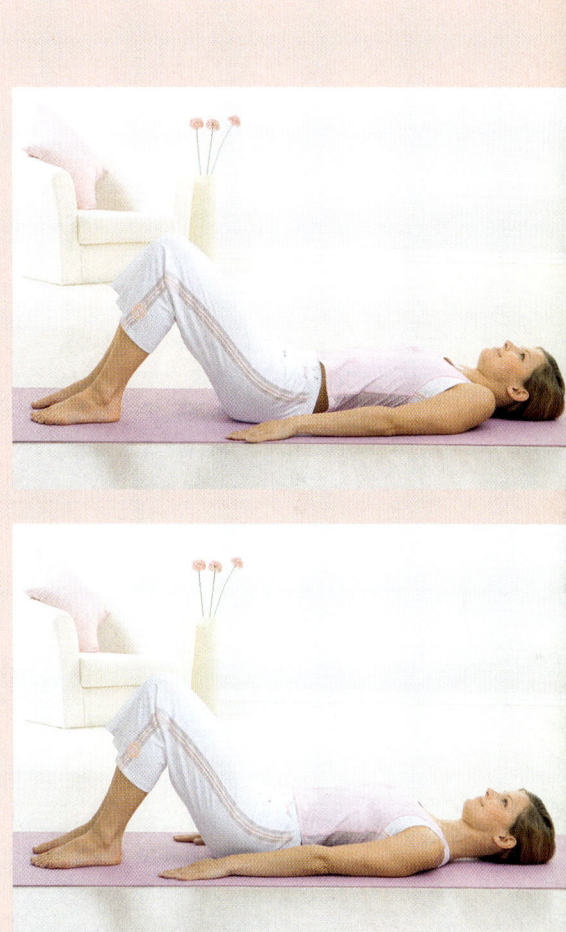

1. Sie legen sich auf den Rücken, stellen beide Füße in hüftgelenkbreitem Abstand flach auf den Boden, die Knie zeigen in Richtung Decke (Relaxation Position). Geben Sie das gesamte Gewicht des Kopfes an die Unterlage ab.

2. Schieben Sie einatmend beide Schulterblätter in Richtung Ohren (Elevation) und ausatmend weit nach unten zum Becken (Depression).

3. Wiederholen Sie die Bewegung fließend und synchron mit Ihrer Atmung. Dabei ist wieder viel Körpergefühl gefragt. Lassen Sie die Schulterblätter wirklich gleiten. Eine fließende, leichte Bewegungsqualität ermöglicht ein harmonisches Zusammenspiel der Muskulatur.

4. Beenden Sie die Übung, indem Sie die Schultern weit von den Ohren wegschieben und den mittleren Rücken breit in die Matte sinken lassen.

Fokus: Erleben Sie, während die Schultern zum Becken gleiten, ein neues, freies Nackengefühl. Ihre Schultern verstehen sich mit dem Becken viel besser als mit den Ohren und freuen sich über jeden Millimeter, den sie sanft und locker dichter zum Becken gleiten können.

Visualisierung: Schieben Sie beide Schulterblätter in die hinteren Hosentaschen.

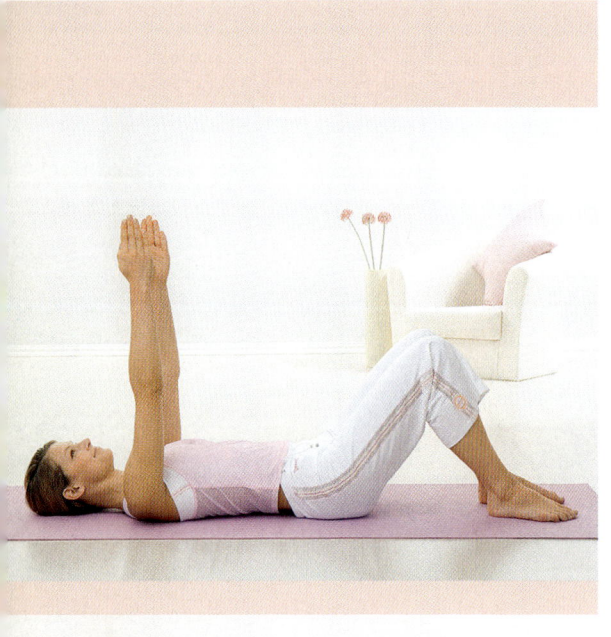

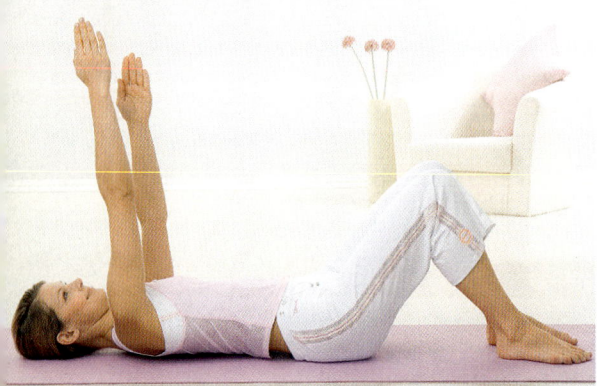

Fokus: Testen Sie, welche kleinsten Bewegungsveränderungen es Ihnen ermöglichen, die Schultern noch leichterer, lockerer und entspannter zu bewegen.

Visualisierung: Stellen Sie sich Ihre Schultern als lockere Füße vor, die entspannt am Strand spazieren gehen.

Shoulder Steps – Schultergehen

Führen Sie diese Übung sooft wie möglich durch. Dies erleichtert Ihnen das Entspannen von Nacken und Schultern im Alltag sowie in der Pilates-Praxis. Die Mobilisation der Schulterblätter fördert das Zusammenspiel der stabilisierenden Muskulatur. Stets zusammengezogene Schulterblätter verhindern eine Brustkorbbewegung nach hinten und damit die optimale Ausnutzung der hinteren Atemräume. Sind in Ihrer Gewohnheitshaltung die Schulterblätter eher nach vorne verschoben, sinkt das Brustbein nach innen.

1. Strecken Sie in der Relaxation Position (Grundposition) beide Arme über den Schultern senkrecht zur Decke nach oben, die Handinnenflächen zeigen zueinander.

2. Einatmend schieben Sie die Fingerspitzen der rechten Hand so weit zur Decke, dass sich das rechte Schulterblatt von der Matte löst. Ausatmend lassen Sie das Schulterblatt und die Schulter etwas weiter nach rechts wieder auf die Matte zurücksinken.

3. Führen Sie die Übung dann mit der anderen Schulter durch. Mit jeder Wiederholung wandern Ihre Schultern weiter zum seitlichen Mattenrand.

Floating Arms – Schwebende Arme

Zum ökonomischen Einsatz Ihrer Schultermuskulatur initiieren Ihre Schulterblätter leichte, lockere und fließende Armbewegungen. Je häufiger Sie dieses neue Bewegungsmuster üben, umso schneller wird dieses effektive Zusammenspiel zur Gewohnheit.

1. Im aufrechten Sitz auf einem Stuhl, auf Ihrer Übungsmatte oder auch im Stand stimmen Sie sich mit der Pilates-Atmung auf die Übung ein: Einatmend dehnt sich der Brustkorb in alle Richtungen, ausatmend lassen Sie jegliche überflüssige Spannung aus den Schultern rieseln.

2. Nach der folgenden Einatmung lassen Sie ausatmend beide Schulterblätter in Richtung Becken sinken und die Fingerspitzen über den Boden gleiten; heben Sie beide Arme seitlich bis unterhalb der Schultern an.

3. Einatmend sinken die Arme wieder.

4. Wiederholen Sie die Übung jeweils mit dem bewussten Senken der Schulterblätter mehrere Male.

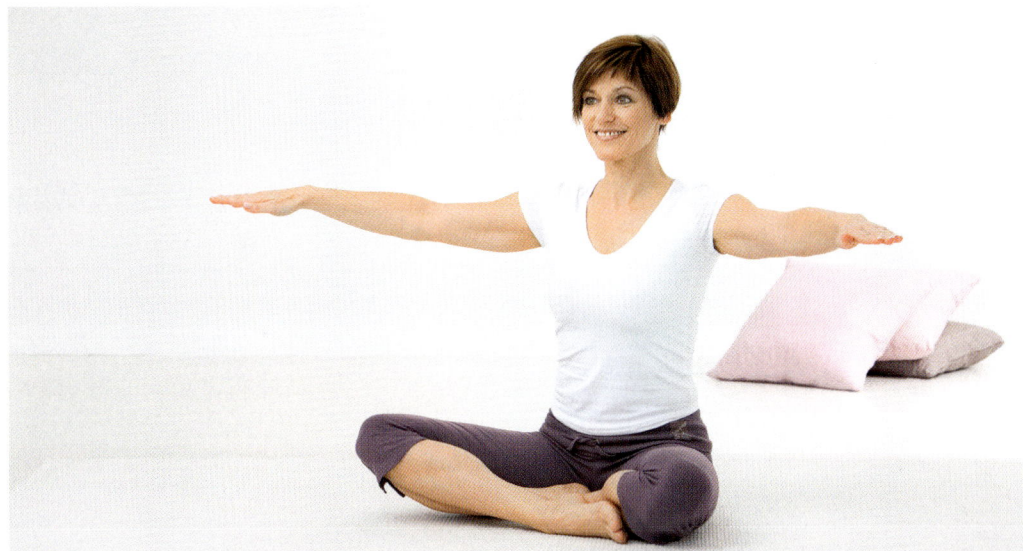

Fokus: Ihre Schulterblätter initiieren die lockere Armbewegung, die entlastende Distanz zwischen Ohren und Schultern und die Weite des Schultergürtels über die nach außen strebenden Schlüsselbeine; das entlastet spürbar den Nacken.

Visualisierung: Wie bei einem Hampelmann, dessen Schulterblätter mit einem Faden verbunden sind, senken sich Ihre Schulterblätter über den Zug der Fäden, und die Arme steigen seitlich empor.

Wellenreiten

Bei dieser Übung lernen Sie, die Wirbelsäule in die Länge aufzurichten und die Rückenmuskulatur zu stärken. Sie erfahren die Ausrichtung des Körpers und die gezielte Aktivierung Ihrer Muskulatur im Körperzentrum.

1. Legen Sie in der gestreckten Bauchlage beide Arme in der Kerzenhalterposition rechtwinklig neben den Schultern ab.

2. Lenken Sie ausatmend die Bauchdecke nach innen und oben, und nehmen Sie die entlastende Verlängerung des unteren Rückens wahr. Halten Sie diese Verlängerung der Wirbelsäule, und heben Sie gefühlvoll Brustbein und Stirn an; schie- ben Sie den Kopf nach vorn oben. Pausieren Sie während der Einatmung.

3. Mit der folgenden Ausatmung schieben Sie das rechte Schulterblatt sanft nach unten und heben den rechten gebeugten Arm in Höhe der Schulter an. Bei angehobenem Arm schieben Sie das Schulterblatt drei- bis viermal nach oben und unten, und anschließend drei- bis viermal weit nach außen und innen. Betonen Sie jeweils sanft unten und außen.

4. Legen Sie einatmend den rechten Arm, Brustbein und Stirn zurück auf die Matte, und wiederholen Sie im Rhythmus der Atmung den Ablauf mit der linken Seite.

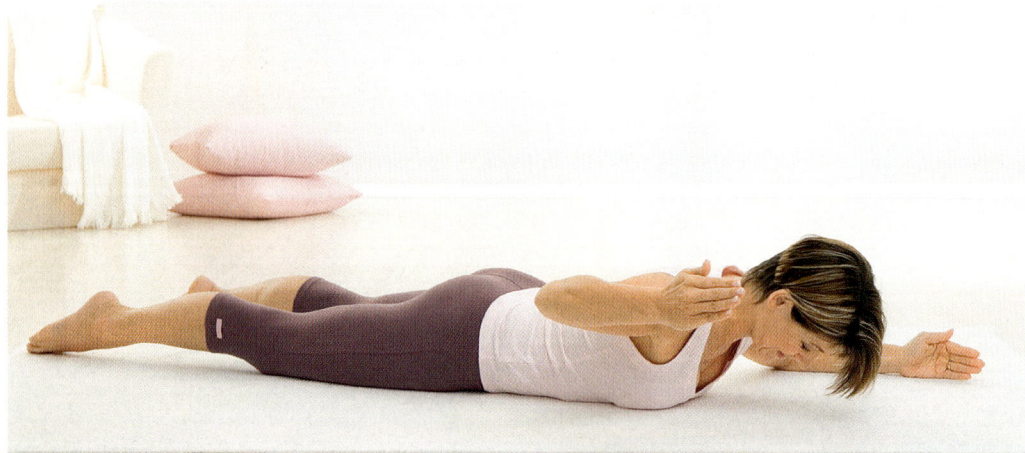

Fokus: Führen Sie die Bewegungsabläufe des Schulterblatts über den gewölbten Brustkorb sanft und gefühlvoll aus. Ihr Schulterblatt behält stets den Kontakt zum Brustkorb; das Surfbrett taucht in die Welle ein und gleitet auf ihr.

Visualisierung: Ihre Schulterblätter sind zwei Surfbretter auf einer sanften Meereswelle; die Surfbretter tauchen in alle Richtungen in die Welle ein und gleiten auf ihr.

Side Slide – Seitliches Gleiten

Bei dieser Übung wird das direkte Zusammenspiel zwischen Ihrer Zentrumskraft und der
Ausrichtung Ihres Schultergürtels erfahrbar.
Nutzen Sie die Kraft des Atems, um wirklich zu
gleiten, und führen Sie die Bewegung konsequent aus Ihrem Körperzentrum heraus durch.

1. Legen Sie sich mit leicht gebeugten Beinen in Seitlage an den oberen Rand Ihrer
Matte; Ihre Fingerspitzen berühren sich
hinter dem Kopf, der untere Ellenbogen
stützt sich gebeugt auf ein Handtuch, der
obere deutet zur Decke. Aus dem
Augenwinkel können Sie den oberen
Ellenbogen noch sehen.

2. Ausatmend lenken Sie die Bauchdecke
nach innen und oben, Sie schieben kraftvoll die Schulterblätter in Richtung Becken. Dadurch gleitet das Handtuch
über den glatten Boden zur Matte, bis
die Wirbelsäule in der Längsspannung
ausgerichtet ist, sich der Kopf in Verlängerung der Wirbelsäule befindet und
beide gebeugten Ellenbogen übereinan-
derstehen.

3. Einatmend gleiten Sie zurück.

4. Mit jeder Ausatmung richten Sie Wirbelsäule, Nacken und Schultern in dieser
anspruchsvollen Position optimal aus.

5. Wiederholen Sie die Übung auch auf der
anderen Seite.

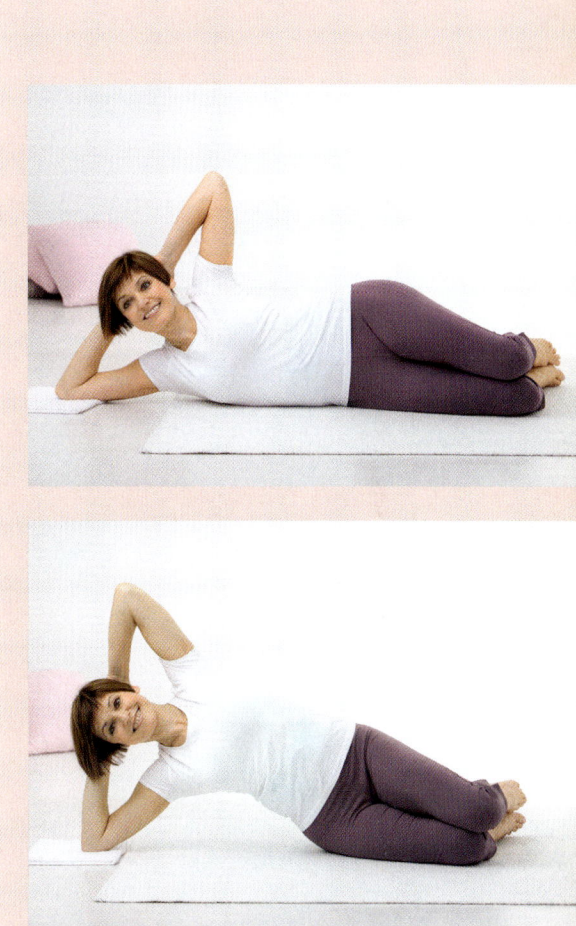

Fokus: Richten Sie aktiv, aus dem Impuls
des Körperzentrums und der Stabilisation
der Schulterblätter, beide Körperseiten ausgeglichen aus; beide Taillen sind gleich
lang, beide Schlüsselbeine, beide Schultergelenke und beide Ellenbogen befinden sich
jeweils in einer Ebene. Die Distanz zwischen
Ohr und Schulter ist auf beiden Seiten
gleich weit.

Visualisierung: Wenn Ihr kraftvolles Zentrum Sie gekonnt aufrichtet, vermögen Sie
ein Lächeln zwischen den Schlüsselbeinen
entstehen zu lassen.

Die Weite entdecken

Ein zusammengesunkener Brustkorb wirkt nicht nur traurig, sondern vermittelt auch den Eindruck von Rückzug und Introvertiertheit. Ein übermäßig gehobenes Brustbein (Sternum) vermittelt eher Imponiergehabe und übertriebene Spannung. Beide Haltungen beeinträchtigen die Beweglichkeit der Schultern, überfordern die Muskulatur und erschweren das Gleichgewicht sowie die Drehfähigkeit der Brustwirbelsäule. Weitet sich jedoch das Dekolleté, erobern sich Ihre Schultern neue Räume, dann können Verspannungen schmelzen und raumgreifende Armbewegungen mit angemessenem Krafteinsatz entstehen.

Bei den folgenden Übungen kann ein Pilates-Band die positiven Wirkungen intensivieren. Dieses aus Leinen gefertigte Band mit unterschiedlichen Taschen für die Hände oder auch gegebenenfalls für die Füße vertieft die Aktivierung der angesprochenen Muskulatur über eine isometrische Haltearbeit. Muskeln verändern nämlich ausschließlich ihre Spannung und nicht ihre Länge.

Befreite Schultern

Behelfen Sie sich mit einem Kopfkissenbezug, falls Sie kein Pilates-Band zur Verfügung haben. Durch den Schub der kleinen Finger nach außen in die Taschen des Bandes aktivieren Sie die Muskelschlingen an den Außenseiten der Arme und weiten den Schultergürtel. Der obere Rücken wird über die Ansprache der oberflächlichen Rückenmuskulatur aufgerichtet, die Schulterblätter sinken in Richtung Becken und werden stabilisiert.

1. Sie sitzen auf einem Stuhl, einem Gymnastikball oder einer Matte und verlängern Ihre Wirbelsäule über die beiden Pole Becken und Kopf nach oben oder nach unten.

2. Stecken Sie die Hände in den Bezug oder in die zwei äußeren Taschen des Pilates-Bands. Strecken Sie beide Arme waagerecht vor dem Körper aus. Handgelenke und Finger sind gestreckt, die Handinnenflächen zeigen zum Boden.

3. Schieben Sie die kleinen Finger und die Handkanten nach außen in die Taschen, um das Band zu spannen. Wählen Sie die Taschen entsprechend Ihrer Schulterbreite und der Beweglichkeit Ihrer Schultern. Sie sollten die Handkanten kraftvoll in die Taschen schieben können, die Spannung an der Außenseite der Schultern und Oberarme sowie den Zug der Schlüsselbeine nach außen spüren.

4. Atmen Sie vorbereitend in den Brustkorb ein. Ausatmend lenken Sie die Bauchdecke zur Wirbelsäule und drehen gleichzeitig den Oberkörper aufgerichtet zur rechten Seite.

5. Einatmend lassen Sie die Schultern nach hinten sinken und heben das gespannte Band an. Ausatmend drehen Sie mit angehobenen Armen zurück. Einatmend senken Sie Arme und Band in die Ausgangsposition.

6. Den Ablauf, geführt von Ihrem Atemrhythmus, wiederholen Sie natürlich auch zur linken Seite.

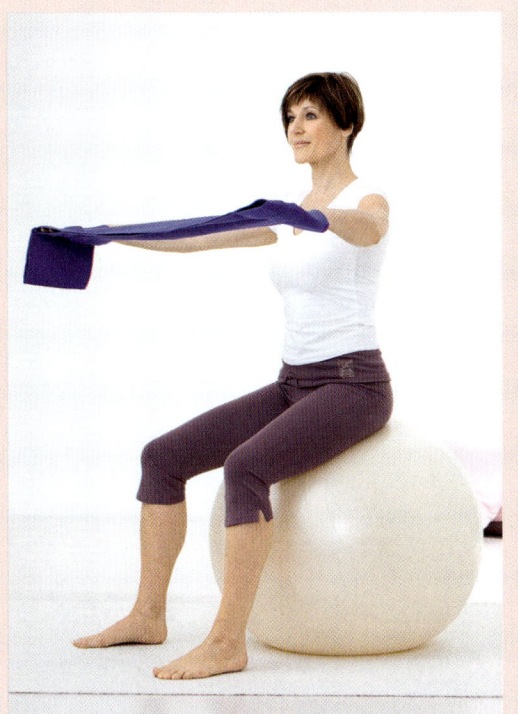

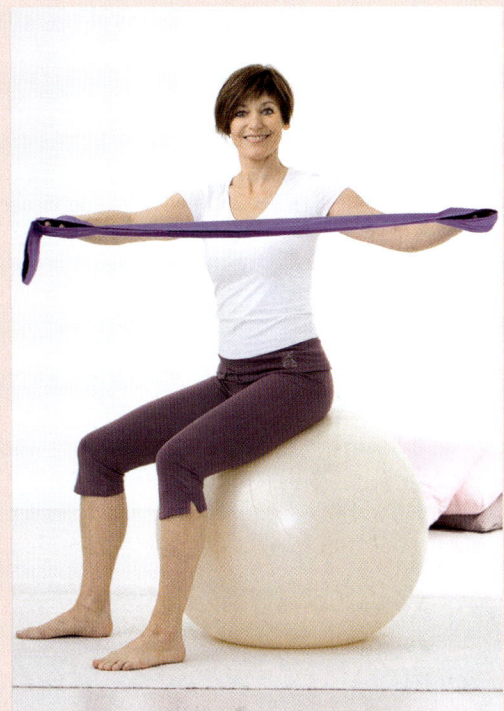

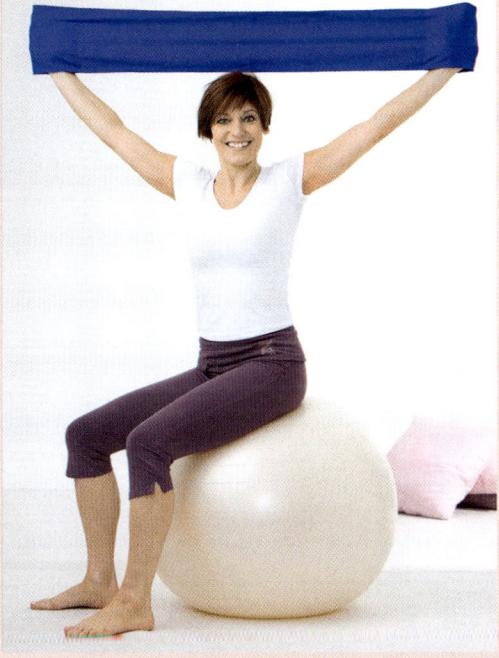

Fokus: Der Zug der Handkanten und der kleinen Finger nach außen lenkt beide Schultergelenke horizontal nach außen.

Visualisierung: Stellen Sie sich die Luft am vorderen Brustkorb angenehm warm, weich und zart vor. Je weiter die Schlüsselbeine und Schultergelenke nach außen streben, umso angenehmer ist diese Berührung.

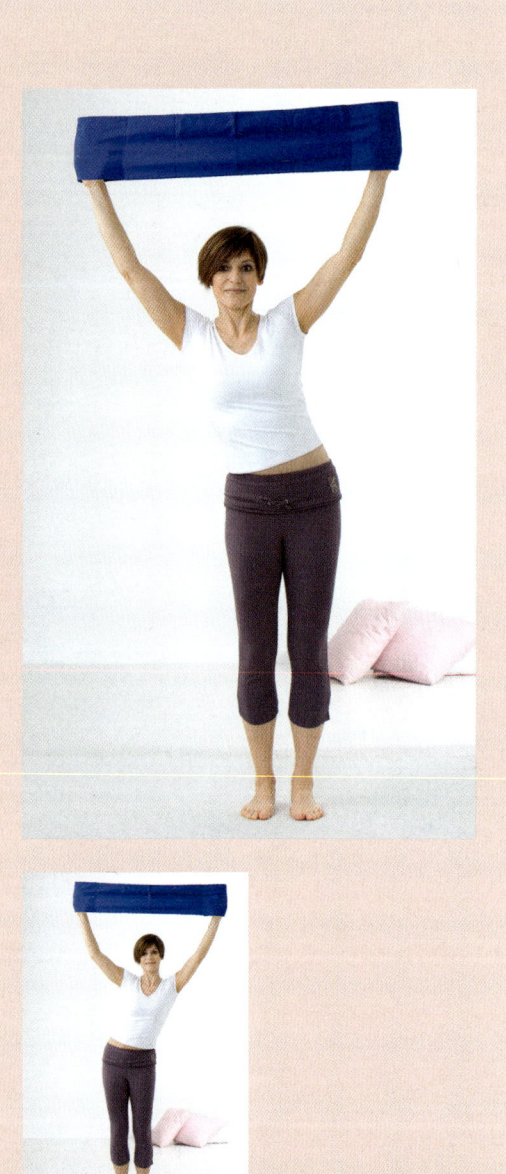

Fokus: Ein frei beweglicher Brustkorb und eine flexible Brustwirbelsäule verbessern die Atmung und harmonisieren die Grundspannung der Interkostalmuskulatur.

Visualisierung: Lassen Sie den Brustkorb Hula-Hoop tanzen.

Ribcage Circles – Brustkorbkreise

Die Übung verbessert die Beweglichkeit des Brustkorbs und bringt den Tonus der sogenannten Interkostalmuskulatur ins Gleichgewicht. Diese besteht aus den kleinen, über Kreuz verlaufenden Muskeln zwischen den Rippen, die auf Stress und Sorgen häufig mit übermäßiger Spannung reagieren und aus dem dreidimensional beweglichen »Korb« einen Brustkorbblock werden lassen.

1. Im hüftgelenkbreiten Stand lassen Sie beide Sitzbeinknochen in Richtung Fersen sinken und streben mit dem Scheitel zur Decke. Beide Hände befinden sich in den hinteren Ecken des Kopfkissenbezugs oder in den äußeren Taschen des Pilates-Bandes, das Sie mit dem Zug der Handkanten nach außen spannen.

2. Ausatmend lenken Sie die Bauchdecke nach innen und oben, lassen beide Schulterblätter nach hinten und unten sinken und heben das gespannte Band bis in Schulterhöhe an. Während Ihr Atem gleichmäßig fließt, kreisen Sie den Brustkorb nach vorn, zur Seite, nach hinten und über die andere Seite wieder nach vorn. Wechseln Sie nach vier bis fünf Kreisen die Richtung.

3. Mit der folgenden Ausatmung lenken Sie die unteren Rippenbögen in Richtung Becken und heben das gespannte Band über dem Kopf an. Achten Sie auf eine weite Distanz zwischen Schultern und Ohren. Kreisen sie nun gleichmäßig und auf der größtmöglichen horizontalen Bahn den Brustkorb mehrfach in die eine und dann in die andere Richtung.

Schwebende Schultern

Ein kraftvoller Rücken und entlastende Weite im Schultergürtel wirken Verspannungen entgegen. Bereits in der Ausgangsposition können Sie Ihr Körpergefühl schulen.

1. In Bauchlage drehen Sie den Kopf zur linken Seite, legen das rechte Ohr entspannt auf der Matte ab und nehmen das Band auf den Rücken; die Hände stecken Sie in die äußeren Taschen (oder in das Kopfkissen), die Handinnenflächen sind nach unten gedreht, beide Schultern und Arme entspannt.

2. Lenken Sie ausatmend die Bauchdecke zur Wirbelsäule und nehmen Sie die entlastende Verlängerung des unteren Rückens wahr. Halten Sie diese Unterstützung Ihres unteren Rückens und schieben Sie einatmend beide Schulterblätter zum Becken.

3. Mit der folgenden Ausatmung halten Sie die Länge und Stabilität Ihres Rückens und heben das Brustbein sowie das Ohr, drehen den Blick zur Matte, spannen mit den Daumen und Handballen das Band (Kissen) nach außen und heben beide Arme an.

4. Einatmend senken Sie den Oberkörper, neigen den Kopf zur rechten Seite und legen das linke Ohr auf der Matte ab. Entspannen Sie die Arme. Beginnen Sie mit der folgenden Ausatmung wieder mit der Stabilisierung von Rücken und Schulterblättern.

5. Wiederholen Sie den Ablauf mehrfach in beide Richtungen.

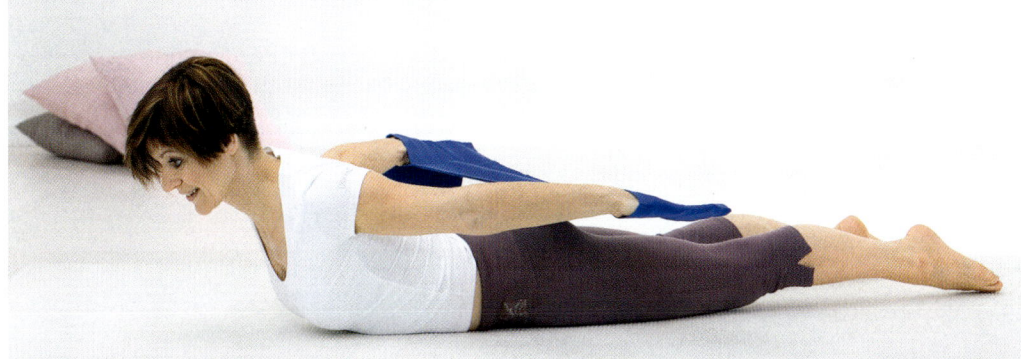

Fokus: Stärken Sie Ihren Rücken in Länge und Weite. Richten Sie sich aus der Kraft Ihres Körperzentrums auf, der Kopf folgt der Bewegung des Rückens, so dass Nacken und Hals faltenfrei bleiben.

Visualisierung: Ihre Schultern schweben horizontal nach außen, als wären Sie zwei fliegende Untertassen.

Sternum Drop –
Das Brustbein sinken lassen

Das Vermögen, das Brustbein locker sinken zu lassen, unterstützt die Beweglichkeit des Brustkorbs und schult die Fähigkeit, den Kopf auf leichte Weise anzuheben, insbesondere die vordere Halsmuskulatur bewusst zu entspannen.

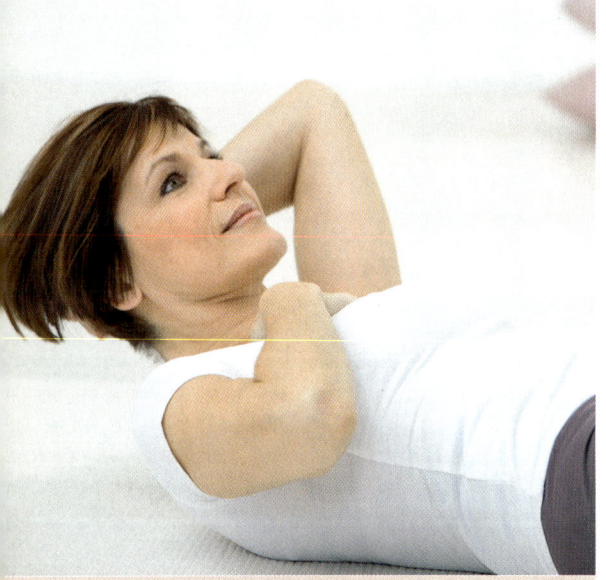

Fokus: Während Sie das Gewicht des Kopfes ganz an Ihre Hand abgeben und sich die Brustwirbelsäule entspannt rundet, kann sich der Nacken entlastend verlängern. Die präzise und kontrollierte Bewegung kräftigt die wichtigen Muskeln als aktiver Schutz und verhindert krampfhafte Haltearbeit.

Visualisierung: Stellen Sie sich vor, Ihr Kinn liegt auf einer weichen Wolke; so behalten Sie den Abstand zwischen Kinn und Brustbein bei und können den Kiefer entspannen.

1. In entspannter Rückenlage mit hüftgelenkbreit aufgestellten Füßen balancieren Sie Ihr Becken auf dem höchsten Punkt des Kreuzbeins aus. Legen Sie eine Hand von oben auf Ihr Brustbein und die andere unter den Kopf.

2. Einatmend lassen Sie das gesamte Gewicht des Kopfes in die Hand sinken und nehmen die Dehnung des Brustkorbs zur Seite und in Richtung Matte bewusst wahr.

3. Ausatmend schiebt die eine Hand das Brustbein mit sanftem Druck nach unten, und die andere verlängert den Nacken durch gefühlvollen Zug des Hinterkopfes in Richtung des oberen Mattenrands.

4. Wiederholen Sie diese Vorbereitung noch zweimal.

5. Mit der folgenden Ausatmung lassen Sie das Brustbein mit Unterstützung der Hand sinken, halten die Verlängerung des Nackens und heben Kopf und Schultergürtel im großen Bogen an. Legen Sie sich einatmend Wirbel für Wirbel zurück.

6. Wiederholen Sie das Auf- und Abrollen mit Leichtigkeit und im Fluss der Atmung.

Curl-ups mit Handtuch

Den Trick mit der Entlastung von Nacken und Schultern durch die Unterstützung des Handtuchs dürfen Sie bei jeder Pilates-Übung anwenden, wenn sich Ihr Nacken verkrampft. So können Sie sich perfekt auf die Ausführung konzentrieren, den Nacken entlasten und physiologisch ausrichten. Je sicherer Ihr Körpergefühl für eine optimale Ausrichtung des Körpers ist, umso besser können Sie den Nacken auch ohne Hilfsmittel entlasten.

1. Legen Sie sich in der Grundposition auf ein Handtuch und greifen Sie mit beiden Händen die oberen beiden Ecken. Aus den Augenwinkeln heraus können Sie Ihre gebeugten Ellenbogen sehen.

2. Bauen Sie die Grundspannung auf, indem Sie den Nacken verlängern und sich vorstellen, die Schulterblätter ziehen weit von den Ohren weg. Die Wirbelsäule ist in ihrer natürlichen Wellenform ausgerichtet.

3. Atmen Sie zur Vorbereitung ein. Atmen Sie jetzt aus, lenken Sie die Bauchdecke sanft nach innen und oben und rollen Sie sich mit flachem Bauch in die Curl-up-Position. Ihr Kopf liegt mit dem gesamten Gewicht im Handtuch; entspannen Sie den Kiefer und das Gesicht.

4. Einatmend legen Sie sich gefühlvoll in die Ausgangsposition zurück.

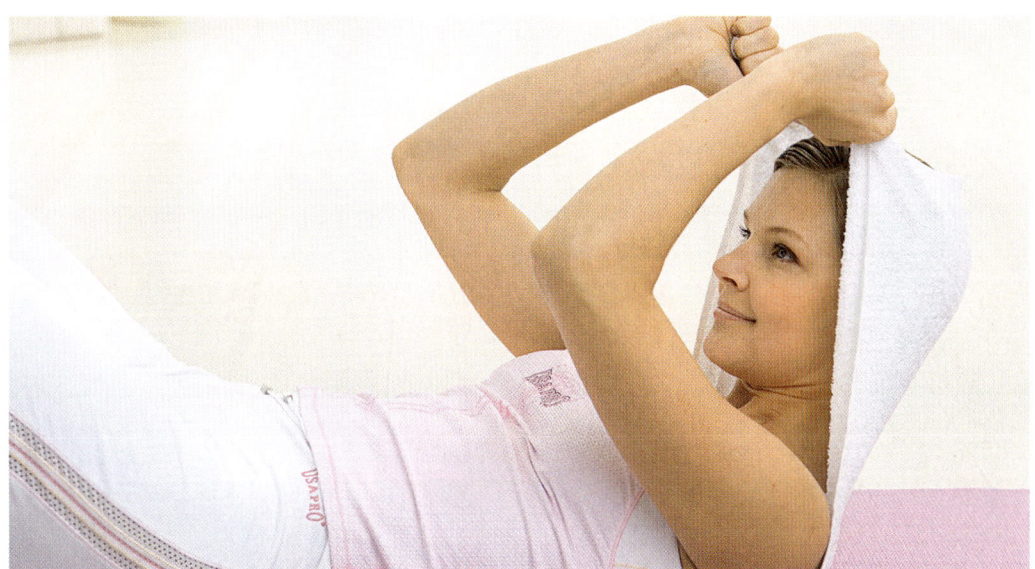

Fokus: Lenken Sie den Blick in die Bewegungsrichtung, also zwischen den Beinen hindurch; dies dient der Unterstützung eines langen Nackens und eines spannungsfreien Halses.

Visualisierung: Gesicht, Hals und Dekolleté sind weich und fließend wie ein Seidentuch.

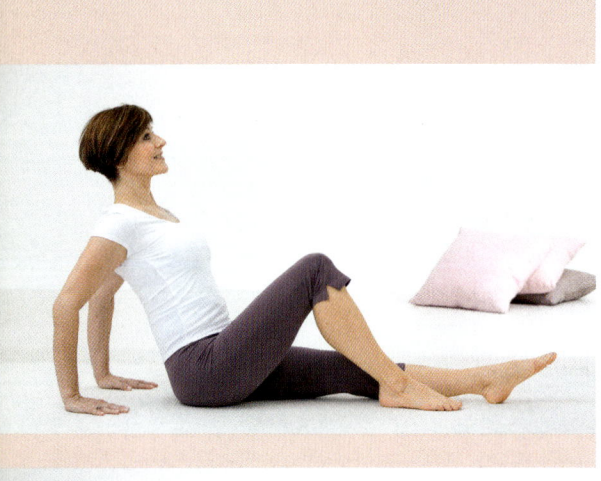

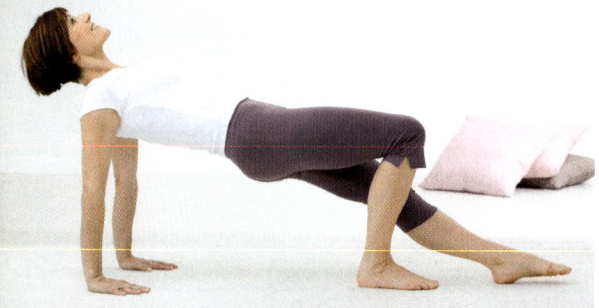

Fokus: Halten Sie den Abstand zwischen Schultern und Ohren weit; beide Schlüsselbeine streben nach außen, um die Weite und die horizontale Ausrichtung des Schultergürtels zu gewährleisten.

Visualisierung: Stellen Sie sich zwei Magnete vor, die Ihre Schultern etwas nach außen ziehen.

Variante: Gelingt Ihnen diese Stabilisierung mit Leichtigkeit, dann halten Sie den rückwärtigen Stütz, verlängern einatmend das gestreckte Bein und heben es aus dem Hüftgelenk an. Rücken und Schultern bleiben stabil. Ausatmend senken Sie das Bein. Nach drei bis vier Beinbewegungen setzen Sie das Becken zurück auf die Matte.

Leg Pull Back

Diese effektive Kräftigung des Schulter-Arm-Bereichs ist eine wunderbare Ausgleichsübung zur gebeugten Sitzhaltung.

1. Im Sitz – das linke Bein ist gestreckt, der rechte Fuß aufgestellt – stützen Sie die Hände hinter dem Körper auf. Die Fingerspitzen zeigen zur Seite oder sind zum Rücken gedreht. Ihr Körpergewicht ist etwas hinter die Sitzbeinknochen verlagert und die Wirbelsäule in der Länge ausgerichtet. Halten Sie die Verbindung zwischen dem unteren Rippenbogen und dem Becken, heben Sie das Brustbein in Richtung Decke gefühlvoll an. Das Kinn steht im rechten Winkel zum Hals, um den Nacken aufzurichten.

2. Ausatmend lenken Sie die Bauchdecke nach innen und oben, stabilisieren beide Schulterblätter, verteilen das Körpergewicht gleichmäßig auf beide Hände und den rechten Fuß und heben das Becken an, bis der Körper sich in einer schrägen Eben befindet. Beide Schultern ziehen nach außen, die Wirbelsäule bleibt in die Längsspannung aufgerichtet.

3. Einatmend senken Sie beide Sitzbeinknochen zum Boden, der untere Rücken bleibt aufgerichtet. Schieben Sie das gestreckte Bein zum unteren Mattenrand.

4. Nach einigen Wiederholungen im Rhythmus des Atems tauschen Sie die Beinposition.

Den Kopf optimal positionieren

Die initiale Bewegung eines Säuglings, dank derer er die Welt langsam entdecken kann, ist das Heben des Kopfes aus der Bauchlage. Ebenso spielt der Kopf die entscheidende Rolle beim Erlernen des Drehens und für die Aufrichtung aus dem Vierfüßlerstand zum Stehen sowie zum Gehen. Mit sechs Monaten kann das Baby den Kopf trotz ungünstiger Kopf-Körper-Proportion und noch unsicheren Sitzens dank eines Tricks, nämlich der Zentrierung, tragen. Der Kopf muss auf dem beweglichsten Teil der Wirbelsäule balanciert werden. Jede Abweichung der Kopfhaltung wirkt sich auf den gesamten Körper aus, weil das Gleichgewichtsorgan (Vestibularapparat) im Innenohr liegt.

Das Haupt erhaben tragen

Überlastungskopfschmerzen, Nackenverspannungen, aber auch Tinnitus, Seh- und Hörstörungen sind häufig die Folge von übereifrigen Versuchen, die Wirbelsäule aufzurichten. Es kann auch zu einem gestauchten, geknickten Nacken kommen, der die Muskulatur, die Knorpel und die feinen Gelenkstrukturen in Dauerstress versetzt. Ein schmerzfreier, beweglicher Nacken zeichnet sich durch eine als angenehm empfundene Länge aus, die durch eine perfekte Ausrichtung des Kopfes und der Schultern sowie eine gezielte Ansprache der stabilisierenden Muskulatur erreicht wird.

Nicht selten zwingt ein geknickter Nacken mit angehobenem Kinn oder ein zum Doppelkinn gepresstes Kinn die Schlund- und Zungenbeinmuskulatur, beim Tragen des Kopfes mitzuhelfen, obwohl sie eine völlig andere Aufgabe hat. Die Feinabstimmung der Nackenbewegungen ist sehr differenziert festgelegt. Die obersten Wirbel »Atlas« und »Axis« bilden das obere und untere Kopfgelenk. Die beiden Gelenkrollen des Schädels liegen in den Gelenkgruben des Atlas, der wiederum keinen Wirbelkörper besitzt, sondern mit einem vorderen und einem hinteren Bogen den Zahn des Axis umschließt. Eine geniale Drehkonstruktion, die wir nur richtig nutzen müssen.

Der Einfluss von Blicken

Über die Ausrichtung der Augen können Sie die Haltung der Halswirbelsäule positiv beeinflussen. Bei aufgerichteter Wirbelsäule in der Längsspannung sollte Ihr Blick etwas höher als in Augenhöhe sein; dann nämlich befindet sich das Kinn im rechten Winkel zum Hals. In vielen Pilates-Übungen werden Sie aufgefordert, den Blick in eine bestimmte Richtung zu lenken, um die Ausrichtung des Kopfes zu optimieren.

Gut zu wissen:

Das im Innenohr liegende Gleichgewichtsorgan findet man – von außen gesehen – hinter dem Trommelfell und den Gehörknöchelchen. Durch seine Lage im Hohlraumsystem des Felsenbeins, einem Teil des Schläfenbeins, ist es gut geschützt.

Entlastende Kopfachter
(nach Dr. Larsen)

Diese Übung wird leichter, wenn Sie den Kopf
mit einem weichen Ball (etwa 20 Zentimeter
Durchmesser) unterlagern. Aber auch im aufrechten Sitz oder in der Rückenlage ohne Ball
können die dreidimensionalen Achterbewegun-
gen Ihrer Nase eine echte Wellnesskur für Ihren
Nacken darstellen.

1. In der Relaxation Position – beide Füße
   stehen flach auf dem Boden in angeneh-
   mer Distanz zum Becken (siehe Seite 56) – unterlagern Sie Ihren Schädelknochen mit einem weichen Ball. Dadurch wird der Nacken verlängert, der
   Kopf bleibt jedoch zentriert.

2. Legen Sie Ihre Arme entspannt neben
   dem Körper ab, sodass der Schultergürtel
   und der obere Rücken breit aufliegen.
   Lassen Sie das Gewicht des Kopfes
   schwer in den Ball sinken und entspannen Sie Gesicht, Kiefer und Nacken.

3. Konzentrieren Sie sich auf Ihre Nasenspitze und beginnen Sie, kleine liegende
   Achter zu beschreiben. Starten Sie mit
   der linken Schlaufe unten, steigen Sie
   behutsam im Bogen auf, senken Sie sich
   zum unteren Bogen der rechten Schlaufe,
   um hier aufzusteigen. Der Kopf ruht
   dabei schwer auf dem Ball.

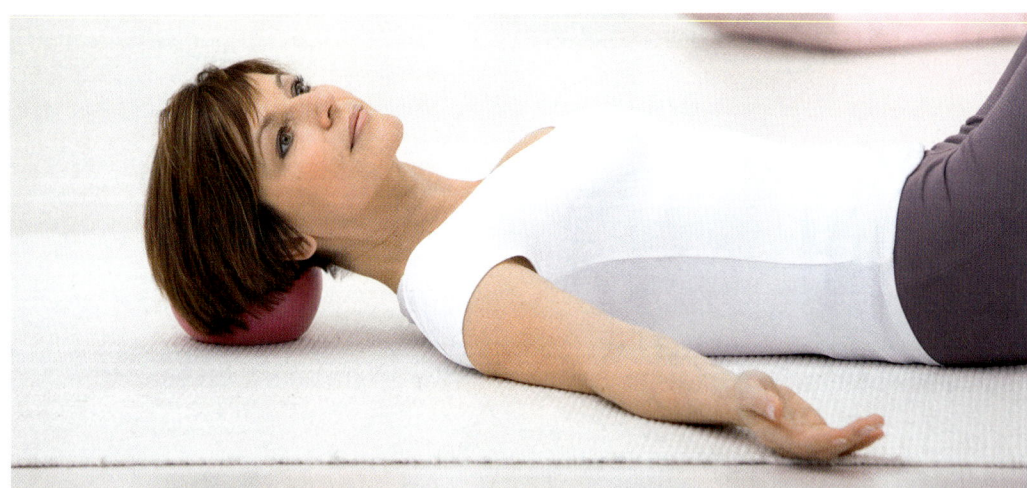

Fokus: Der Ball unterstützt die Dreidimensionalität der Achterbewegung, die Ihre Kopfgelenke in allen Ebenen mobilisiert, Ihre Konzentration fördert und die überflüssige Nacken-
spannung verbannt.

Visualisierung: Tauchen Sie die Nasenspitze in Ihre Lieblingsfarbe und zeichnen Sie
gleichmäßige, kleine Achter.

The Dart – Der Pfeil

Ein stabiler, gut aufgerichteter Rücken sorgt für eine gute Zentrierung des Kopfes und eine ausgewogene muskuläre Balance des Nackens. Gerade in unserer heutigen kopflastigen Zeit neigen wir dazu, Bewegungen mit dem Kopf einzuleiten und zu verstärken. Die achtsame, kontrollierte Ausführung dieser Rückenkräftigung trägt nachhaltig zur Entlastung bei.

1. Begeben Sie sich in Bauchlage, die Stirn liegt auf der Matte. Strecken Sie beide Arme jeweils seitlich am Körper aus, die Handinnenflächen sind zum Körper gedreht. Beide Beine liegen parallel und hüftgelenkbreit auseinander, die Füße sind ausgestreckt.

2. Einatmend verlängern Sie die Wirbelsäule, indem Sie die beiden Sitzbeinknochen zu den Fersen und den Scheitel sanft zum oberen Mattenrand schieben.

3. Ausatmend höhlen Sie den Bauch, schieben die Schulterblätter zum Becken und die Fingerspitzen zu den Füßen. Heben Sie jetzt ganz vorsichtig und langsam das Brustbein und die Stirn von der Matte.

4. Einatmend fühlen Sie die Verlängerung des Körpers von den Zehenspitzen bis zur Kopfkrone.

5. Ausatmend senken Sie den Oberköper, der Bauch bleibt eingezogen.

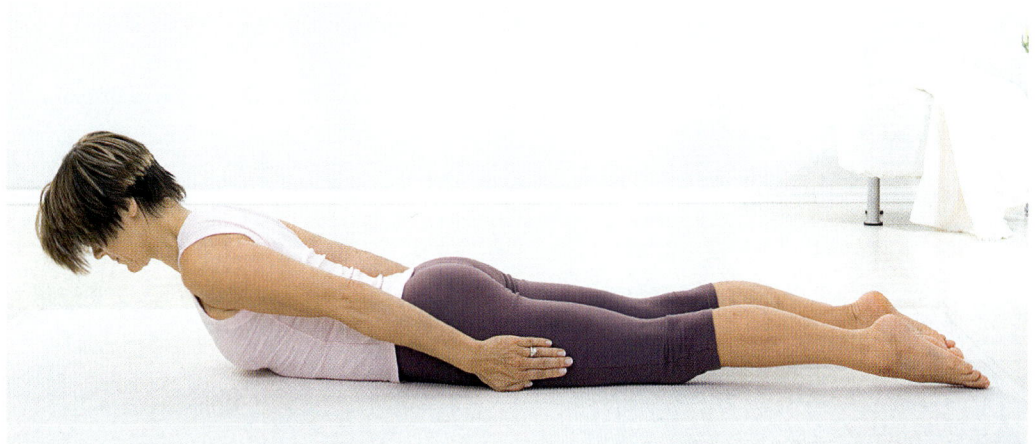

Fokus: Halten Sie den Kopf als Verlängerung der Wirbelsäule, der Nacken bleibt faltenfrei. Höhlen Sie den Bauch und halten Sie auch in der Extension (Streckung) die Verbindung zwischen Rippen und Becken.

Visualisierung: Verlängern Sie sich über den Körper hinaus wie ein spitzer, langer Pfeil, der nach vorne fliegt.

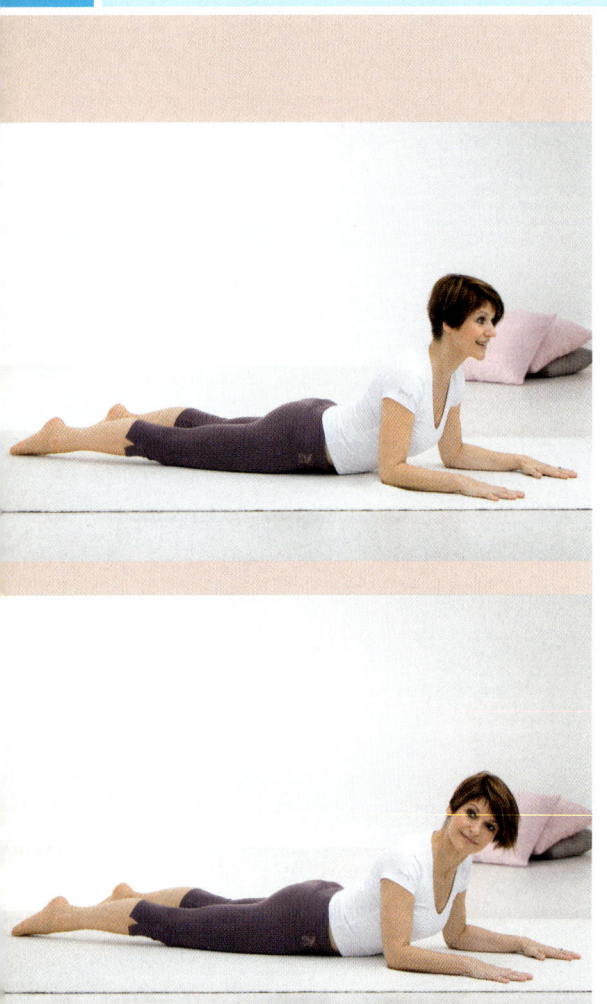

Fokus: Bei der Drehbewegung bleibt Ihr Nacken faltenfrei und der Blick zur Matte gerichtet. Schieben Sie bewusst die obere Ohrspitze nach oben, um einen möglichst weiten Abstand zwischen Schulter und Ohr zu erreichen.

Visualisierung: Spitzen Sie die Ohren wie ein aufmerksamer Luchs.

Neck Rolls In The Sphinx – Nackenrollen in der Sphinx

Eine optimale Drehung des Kopfes wird von der tiefen Nackenmuskulatur ausgeführt; sie beginnt bei den Kopfgelenken und verläuft über die Halswirbelsäule bis zur Brustwirbelsäule. Die Grundvoraussetzung für das gekonnte Zusammenspiel ist die Aufrichtung des Nackens.

1. In Bauchlage legen Sie beide Unterarme etwas weiter als schulterbreit auf, beide Oberarme befinden sich senkrecht zur Unterlage, die Beine sind hüftgelenkbreit auseinander.

2. Lenken Sie den Bauchnabel nach innen und oben, lösen Sie das Becken sanft von der Matte, schieben Sie die Schulterblätter zum Becken, richten Sie die Brustwirbelsäule auf und verlängern Sie ausatmend aus dieser inneren Kraft heraus den Rücken.

3. Drehen Sie einatmend den Kopf zur linken Seite und schieben Sie die linke obere Ohrspitze nach oben.

4. Ausatmend drehen Sie den Kopf zur Mitte zurück; einatmend drehen Sie den Kopf zur rechten Seite und lenken die rechte obere Ohrspitze zur Decke. Beide Halsseiten bleiben ausgeglichen und gleich lang.

5. Wechseln Sie mehrfach hin und her.

Konzentriertes Armspiel

Zur effektiven Vorbeugung von Schulter-Nacken-Verspannungen sowie zur Entlastung dieses Bereichs bedarf es eines langen Nackens, eines weiten Schultergürtels, kontrollierter Kopf- und bewusster Armbewegungen. Mit den folgenden Übungen stabilisieren Sie das Körperzentrum und schützen die Lendenwirbelsäule. Die konsequente Verbindung der unteren Rippenbögen mit dem Becken und die Integration der physiologischen Schulterblattbewegungen ermöglichen weiche Armbewegungen, während Schultern und Nacken entspannt bleiben.

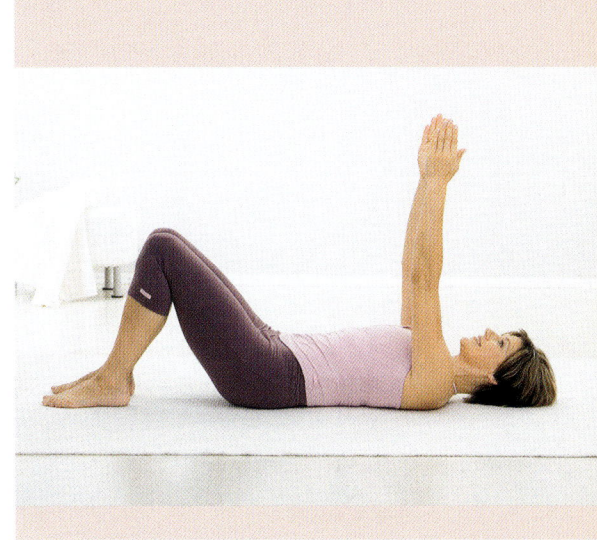

Windmill Arms – Windmühlenarme

Schulen Sie die Bewegungsfreiheit Ihrer Arme über die Stabilität der Lendenwirbelsäule und über die Zentrierung des Schultergürtels.

1. In der Grundposition strecken Sie beide Arme senkrecht zur Decke, die Handinnenflächen sind zueinandergerichtet.

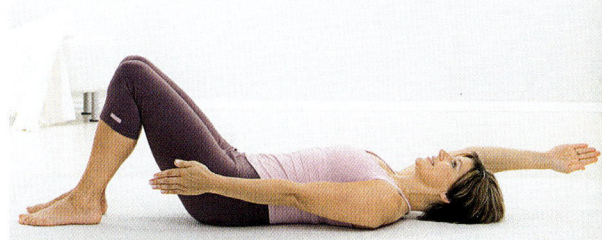

2. Atmen Sie ein, aktivieren Sie Ihr Körperzentrum und schieben Sie die unteren Rippenbögen nach unten. Führen Sie ausatmend den rechten Arm gestreckt in Richtung Ohr, den linken neben die Hüfte. Ihre Brustwirbelsäule bleibt schwer auf der Matte liegen, der Schultergelenkkopf sinkt nach innen.

3. Halten Sie die Position während einer Einatmung und überprüfen Sie den Kontakt zwischen Rippen und Becken. Ausatmend wechseln Sie den Arm.

Fokus: Konzentrieren Sie sich auf die einzelnen Auflagepunkte Ihres Körpers: die Füße (hüftgelenkbreit auseinander), das Kreuzbein, den Brustkorb und den Hinterkopf. Alle Schwingungen der Wirbelsäule bleiben unverändert.

Visualisierung: Spüren Sie einen breiten Gürtel aus Muskeln, der Ihre unteren Rippenbögen sehr kraftvoll mit dem Becken verbindet.

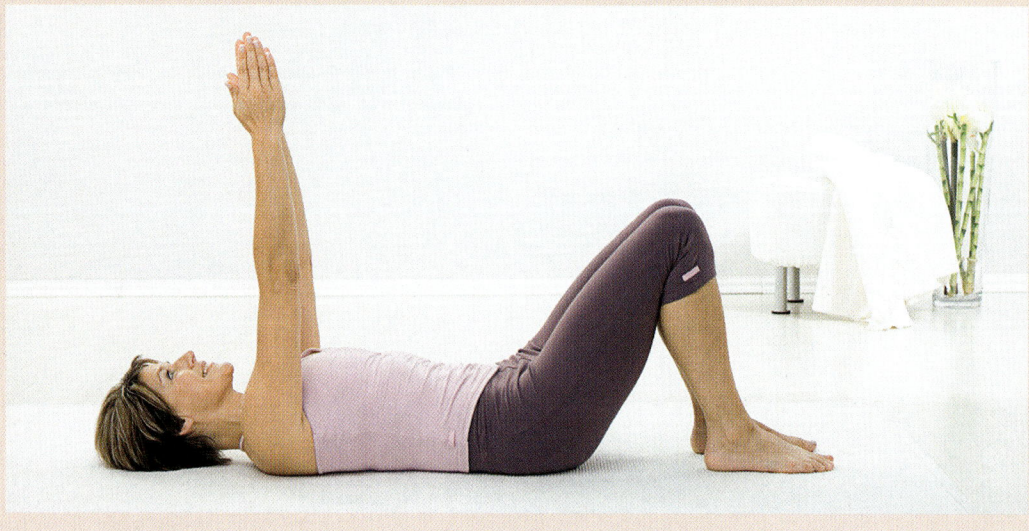

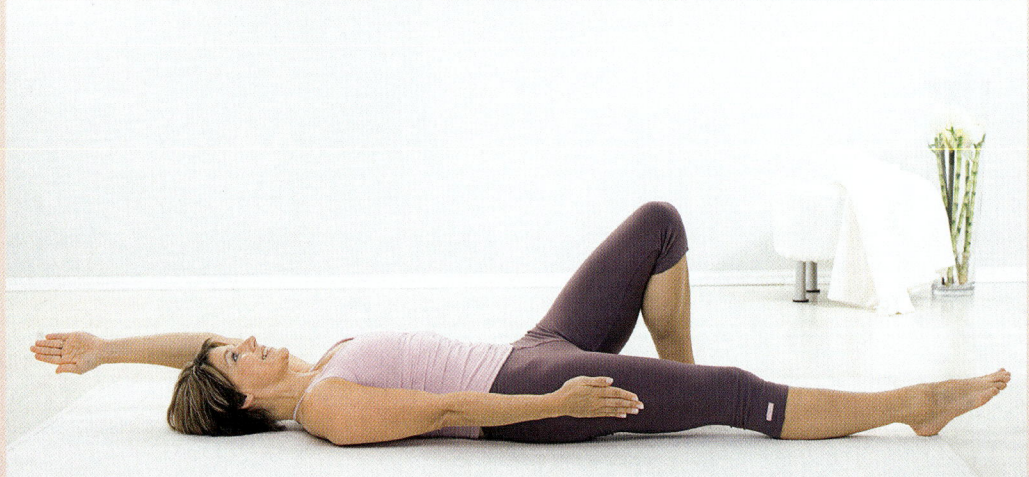

Fokus: Ihre Kernmuskulatur fixiert das neutrale Becken, stabilisiert Ihr Lendenluftkissen und schiebt die Rippenbögen nach unten.

Visualisierung: Integrieren Sie die Rippen, Ihre Rippenbögen ragen nicht wie spitze Eisschollen aus dem Wasser. Sie ziehen diese unter die Wasseroberfläche.

Variante: Verlängern Sie ausatmend das linke Bein und führen Sie den linken Arm in Richtung Ohr. Konzentrieren Sie sich auf die Verbindung des linken Rippenbogens mit der linken Beckenseite.

Kombination aus Leg Slides und Windmill Arms (siehe Fotos links)

Die Verknüpfung von Arm- und Beinbewegungen fordert Ihre innere Kraft sowie Ihre Konzentration auf zweifache Weise.

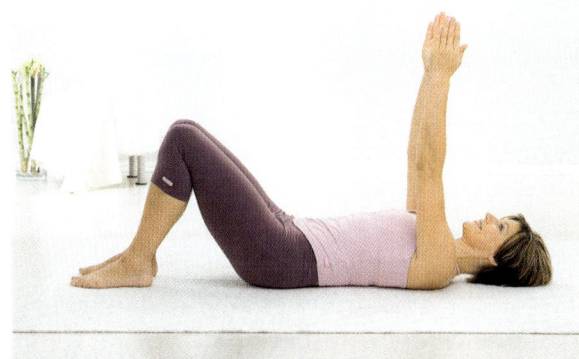

1. In der Grundposition strecken Sie die Arme zur Decke; die Handinnenflächen sind zueinandergerichtet, die Füße stehen hüftgelenkbreit auseinander.

2. Atmen Sie zur Vorbereitung ein, saugen Sie ausatmend den Bauchnabel nach innen und oben, lassen Sie gleichzeitig das rechte Bein am Boden in eine Streckung gleiten, und führen Sie den linken Arm in Richtung Ohr, den rechten zum Becken.

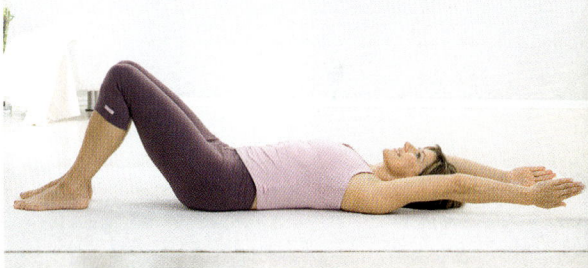

3. Einatmend gehen Sie zurück in die Ausgangsposition und wechseln mit der folgenden Ausatmung die Seite.

Arm Circles – Armkreise

Aus einer präzisen axialen Ausrichtung Ihrer Wirbelsäule und einer gefühlvollen Stabilisierung Ihres Körperzentrums entwickeln sich entspannte, lockere Armbewegungen.

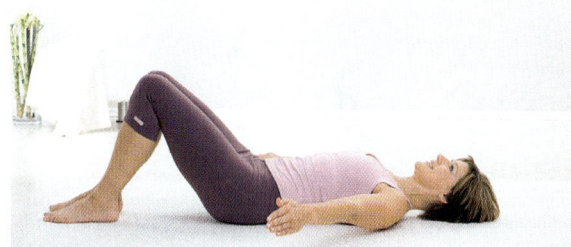

1. In der gleichen Ausgangsposition wie bei den Windmühlenarmen (siehe Seite 73) führen Sie beide Arme ausatmend und kontrolliert aus Ihrem Muskelgürtel heraus in Richtung Ohren und senken die Schulterblätter in Richtung Becken.

2. Einatmend öffnen Sie die Arme zur Seite und bringen diese langsam am Boden entlang zurück in die Ausgangsposition.

Fokus: Spüren Sie die Gegenbewegung, wenn Sie beide Arme in Richtung Ohren führen und die Rippen kraftvoll senken. Die Größe der Armkreise ist davon abhängig, wie gut Sie den Brustkorb stabilisieren können. Die Schultern sind weit weg von den Ohren. Der obere Rücken darf sich nicht von der Matte lösen.

Visualisierung: Die Arme bewegen sich wie weiche Flügel aus der kraftvollen Zentrierung heraus.

75

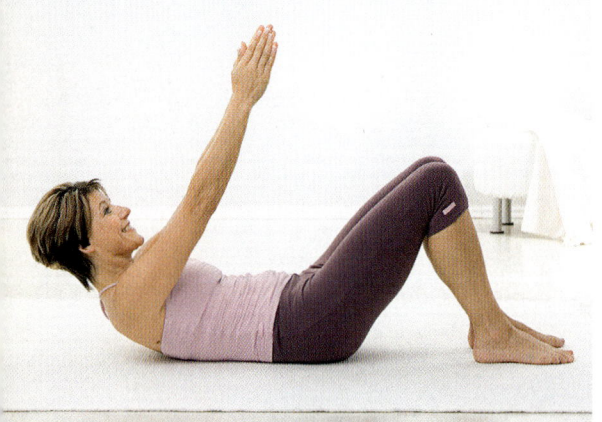

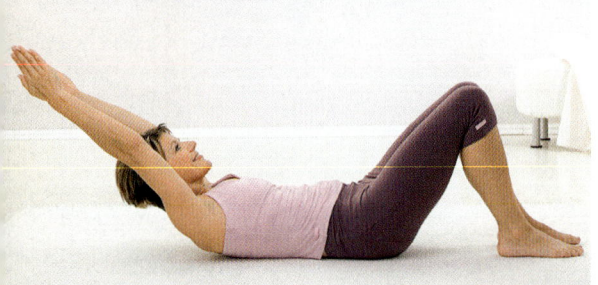

Fokus: Während Sie kraftvoll das neutrale Becken stabilisieren, lassen Sie den Bauchnabel eingezogen und entspannen Nacken und Kiefer. Kopf, Schultern und Wirbelsäule bleiben unverändert in einer Position. Hören Sie auf, sobald Sie eine Anspannung im Nacken fühlen.

Visualisierung: Beschreiben Sie mit den Fingerspitzen bunte Kreise in der Luft.

Kombination aus Curl-ups und Arm Circles

Setzen Sie die Leichtigkeit der Bewegung, die Sie bei der Übung »Sternum Drop« (siehe Seite 66) kennengelernt haben, auch hier, während der großen Herausforderung Ihrer Bauchmuskulatur, um.

1. Lenken Sie aus der Grundposition ausatmend die Bauchdecke nach innen, lassen Sie das Brustbein sinken, heben Sie mit langem Nacken Kopf und Schultergürtel an und führen Sie beide Arme gleichzeitig in Richtung Ohren.

2. Atmen Sie in der Curl-up-Haltung in den Brustkorb ein und führen Sie beide Arme im großen Bogen locker und fließend neben das Becken.

3. Ausatmend führen Sie die Arme wieder gestreckt in Richtung Ohren.

4. Nach einigen Armkreisen legen Sie den Oberkörper und die Arme behutsam zurück in die Ausgangsposition.

Spine Waves At The Wall – Rückenwellen im Stütz an der Wand

Der breite Stütz an der Wand dehnt Ihre Brustmuskulatur, richtet den mittleren Rücken auf und kräftigt den gesamten Schultergürtel.

1. Stellen Sie sich eine Armlänge entfernt mit dem Gesicht zur Wand auf. Legen Sie die gefächerten Hände wie zwei Sterne ein bisschen weiter als schulterbreit

und ein klein wenig höher als Ihre Schultern an die Wand.

2. Schieben Sie einatmend das Becken zurück in den Raum, die Wirbelsäule verlängert sich. Halten Sie die Verbindung zwischen Rippen und Becken, und achten Sie gleichzeitig auf einen weiten Abstand zwischen Schultern und Ohren.

3. Ausatmend rollen Sie das Becken ein, rollen den Rücken Wirbel für Wirbel in

einen harmonischen C-Bogen vom Becken bis zum Kopf und führen die Schultern wieder über das Becken. Richten Sie dann behutsam den Kopf auf in die Ausgangsposition.

4. Einatmend schieben Sie das Becken wieder zurück. Folgen Sie weiterhin dem Rhythmus Ihres Atems, genießen Sie dabei die Weite im Schultergürtel und die Beweglichkeit Ihres Rückens über die gesamte Länge.

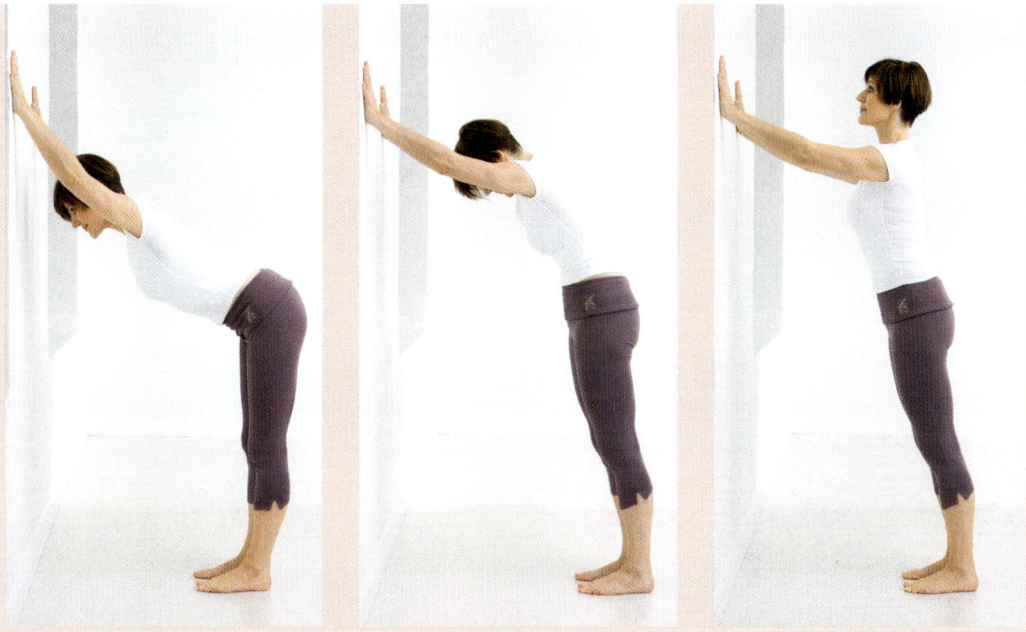

Fokus: Lenken Sie Ihre Aufmerksamkeit beim Strecken auf Ihre Rückenmuskulatur und beim Runden auf Ihre Bauchmuskeln, die den Rücken entlasten. Das Schieben des Beckens nach hinten bei abgestützten Armen dehnt die Muskulatur der Vorderseite des Brustkorbs, der C-Bogen mobilisiert Rücken und Brustkorb.

Visualisierung: Stellen Sie sich eine angenehme Massagebürste vor, die am Hinterkopf beginnt, Ihren Rücken in die Länge zu »bürsten«, und dann am Becken anfängt, nach oben zu streifen; Sie dehnen Ihren Rücken der angenehmen Berührung entgegen.

Rücken-Workouts

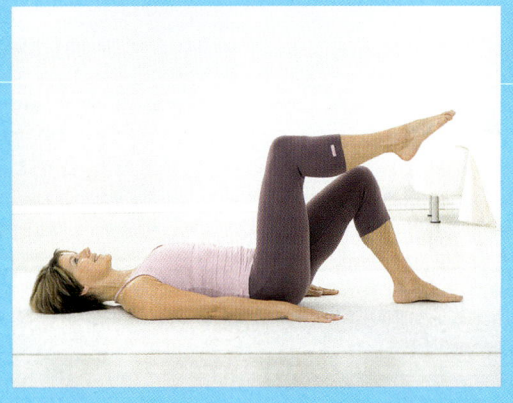 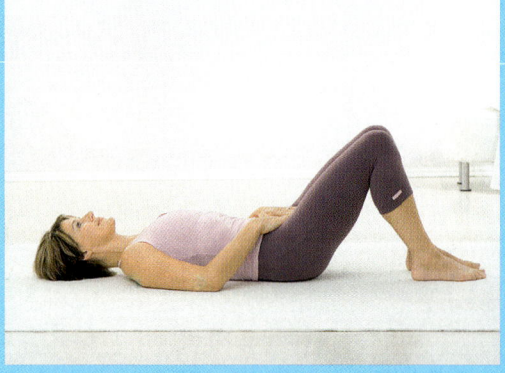

Lernen Sie, Ihren Rücken zu schützen und zu schätzen. Wesentlich beim Pilates-Training ist die axiale Verlängerung der Wirbelsäule. Sie wird stets im größtmöglichen Bogen bewegt, wodurch jegliche Muskel- oder Gelenkkompression vermieden wird.

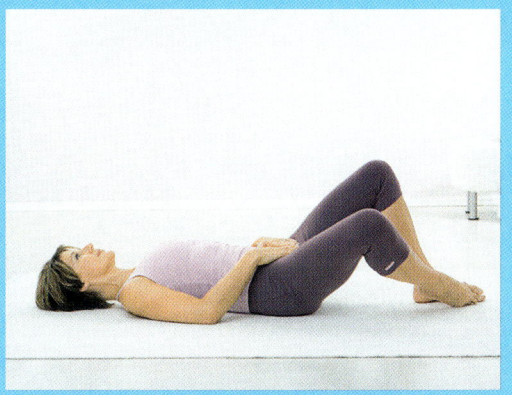

»Was immer beweglich und im Fluss ist, wird wachsen. Was immer verhärtet und blockiert ist, wird welken und vergehen.«

Tao Te Ching

Bewegliche Wirbelsäule

Man macht viel Wirbel um die Wirbel, wenn der Rücken seinen vielfältigen Funktionen nicht mehr gerecht wird. Als Verbindungsachse zwischen Kopf und Becken trägt und schützt die Wirbelsäule den Kopf und die Organe.

Die eigenen Stärken und Schwächen erkennen

Darüber hinaus bildet die Wirbelsäule einen Kanal für das Rückenmark und überträgt die Bewegungen der Extremitäten. Ein belastbarer, schmerzfreier Rücken muss einerseits stabil und andererseits beweglich sein. Diese beiden essenziellen Fähigkeiten unserer inneren Achse schulen Sie durch das Pilates-Programm. Unser Körper zeigt generell die Tendenz, der Konfrontation mit vorhandenen Defiziten aus dem Weg zu gehen. Zu den individuellen Bewegungsgewohnheiten gesellen sich zusätzliche Muster, beispielsweise die hypermobilen, also sehr beweglichen Bereiche der Wirbelsäule übermäßig zu aktivieren und starre, verkürzte Muskeln eher zu schonen. Intensives Krafttraining oder regelmäßiger, aber einseitiger Sport verstärkt diese Tendenzen. Ein leichter Rundrücken wird sich bei regelmäßigem Rudertraining eher verstärken, eine labile Lendenwirbelsäule wird sich bei allen unachtsamen Rückbeugen in der Yogapraxis gewiss überstrecken.

Erst die gezielte Auseinandersetzung mit vorhandenen Bewegungsmustern, individuellen Gegebenheiten und vor allem Stärken und Schwächen kann die Bewegungskoordination grundlegend verbessern. Seien Sie

Gut zu wissen:

Die Wirbelsäule hat zwei wichtige Funktionen: die stabile Aufrichtung und eine angepasste Beweglichkeit. Haltungsgewohnheiten und wiederkehrende Schmerzen sind nicht selten Ursache für mangelnde Mobilität und lassen aus der lebendigen inneren Achse eine starre Säule werden.

neugierig und experimentierfreudig, lernen Sie Ihren Rücken genau kennen, stärken Sie ihn, achten Sie aber auch auf seine Schwächen. Ist Ihr Bewegungsgefühl gut geschult, vermögen Sie belastende Strukturen zu schützen, Labiles zu stabilisieren und Starres zu mobilisieren. Dann sehen Sie Ihren Rücken endlich nicht mehr aus der Patienten-Perspektive.

Neutrale Beckenposition

Sie ist der Schlüssel zu einer aufrechten Haltung, zu einem belastbaren Rücken sowie zur optimalen Beweglichkeit und Stabilität der Wirbelsäule. Selbst minimale Abweichungen von der neutralen Haltung beeinflussen die Wirkungen der Pilates-Übungen.

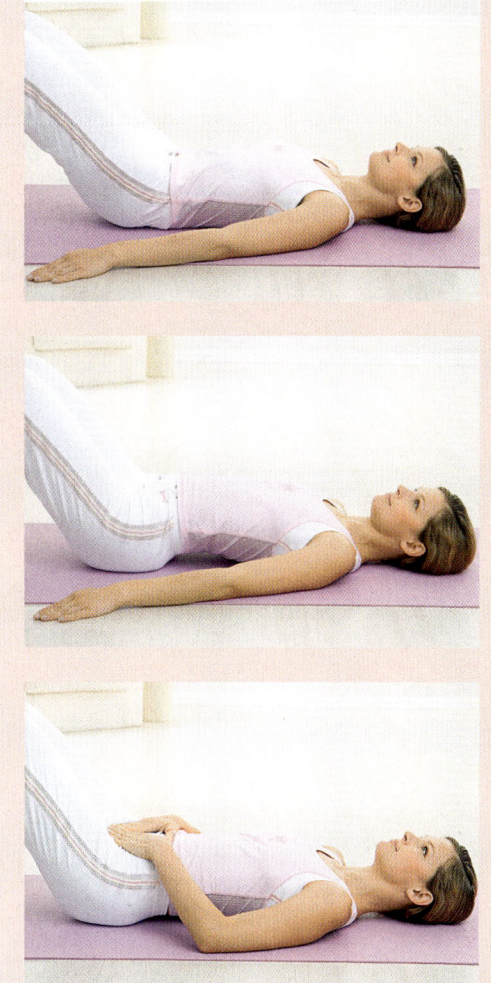

1. Stellen Sie sich vor, Sie liegen in der Grundposition mit dem Becken auf einer großen Bahnhofsuhr. Die Zwölf befindet sich direkt unter dem Bund Ihrer Sporthose, unter der Lendenwirbelsäule, und die Sechs unter dem letzten Zipfelchen der Wirbelsäule, dem Steißbein.

2. Schmiegen Sie den unteren Rücken an die Zwölf der Uhr, das Steißbein löst sich von der Matte; anschließend drücken Sie es auf die Sechs. Schaukeln Sie zwischen der Zwölf und der Sechs hin und her. Nehmen Sie wahr, wie das Becken rollt und Ihre Wirbelsäule sich mal nach oben wölbt und mal an die Matte drückt.

3. Nach einigen Wiederholungen pendeln Sie sich in der Mitte ein, so dass Sie Ihr individuelles Luftkissen unter der Lendenwirbelsäule fühlen.

Fokus: Nehmen Sie die entscheidenden Auflagepunkte Ihres Körpers präzise wahr: Hinterkopf, Schultern und Schulterblätter, Brustkorb und Kreuzbein. Die natürlichen Schwingungen in der Nacken- und Lendenwirbelsäule entfalten sich, wenn Sie verkürzte Strukturen bewusst entspannen.

Visualisierung: Ertasten Sie in der neutralen Grundposition beide Beckenkammknochen und Ihr Schambein. Alle drei bilden eine Ebene, auf der Sie spielend ein Tablett mit einer Teetasse balancieren könnten. Bringen Sie das Tablett ins Gleichgewicht.

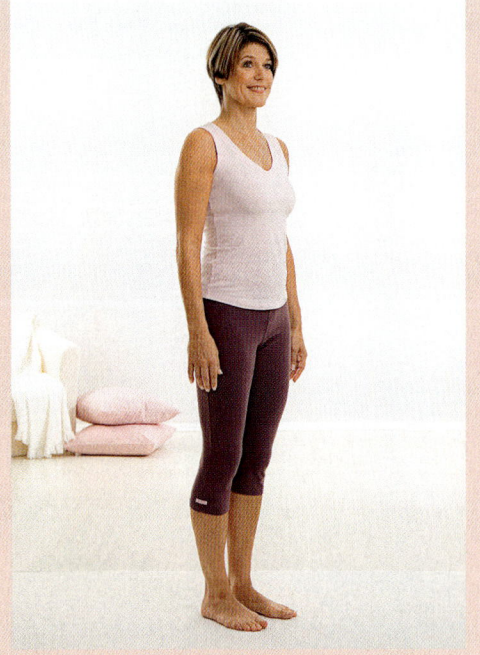

Fokus: Jede kleinste Abweichung aus dem Lot fordert die ventrale (vordere) oder dorsale (hintere) Muskulatur zum Festhalten heraus. Das gekippte Becken erhöht Druck und Belastung des unteren Rückens.

Visualisierung: Stellen Sie sich die Energie der Erde als kleine, aufsteigende Perlen vor, wie die aufsteigende Kohlensäure im Champagner. Diese aufrichtenden Impulse von den Fußsohlen über die Beine, das Becken, die Wirbelsäule bis zum Kopf beleben Ihren stabilen Stand in Höhe und Weite.

Stabiler Stand im Lot

Ein ausbalancierter Stand schenkt Bewegungssicherheit und eine positive Ausstrahlung.

1. Im aufrechten Stand, die Füße hüftgelenkbreit auseinander, lenken Sie Ihre Aufmerksamkeit auf die Verbindung der Füße zum Boden. Verlagern Sie das Gewicht sanft noch vorn und nach hinten. Wiegen Sie sich vor und zurück, Ihre Füße bleiben mit dem Boden verwurzelt. Nehmen Sie wahr, wie sich die Zehen krallen und die gesamte Vorderseite Ihres Körpers beim Schwanken nach vorn aktiviert wird. Spüren Sie auch den Druck der Fersen auf den Boden sowie die Spannung der Körperrückseite bei der Verlagerung nach hinten.

2. Lassen Sie die Bewegung langsam kleiner werden und ausklingen. Heben Sie alle zehn Zehen gefächert an. Standen Sie im Lot? Legen Sie die Zehen entspannt zum Boden zurück.

3. Verweilen Sie im aufrechten Stand: Verteilen Sie das Körpergewicht auf die großen und kleinen Zehenballen und die Außenseite der Ferse, die Zehen zeigen nach vorn und liegen entspannt am Boden. Die Kniescheiben zeigen nach vorn über den zweiten Zeh. Balancieren Sie das Becken wie eine Schale, die Sitzbeinknochen sind zu den Fersen ausgerichtet, beide Beckenkammknochen sind horizontal auf einer Ebene und bilden vertikal ein Dreieck mit dem Schambein.

4. Die Wirbelsäule richtet sich in ihren natürlichen Schwingungen aus, indem das Becken nach hinten unten sinkt und der Kopf nach oben strebt. Die Lenden- und die Halswirbelsäule wölben sich harmonisch und sanft nach innen, Kreuzbein, Brustwirbelsäule und Hinterkopf nach hinten. Die Linie Ohr – Schulter – Hüftgelenk verläuft senkrecht, die Arme hängen herunter, der Kopf ist ausbalanciert.

Sliding Down The Wall – Gleiten an der Wand

Mit Hilfe der Wand verinnerlichen Sie die axiale Ausrichtung der Wirbelsäule, Sie stärken außerdem das Gefühl für die korrekte Position des Beckens und der Wirbelsäule im Stand. Die ideale Art, sich selbst zu tragen, ist die Stapelung des Eigengewichts an der Schwerkraftlinie, der vertikalen Achse. Ein strukturelles Gleichgewicht entsteht, wenn Knochen einen optimalen Anteil der Arbeitslast übernehmen und Muskeln mit dem geringstmöglichen Kraftaufwand balancieren.

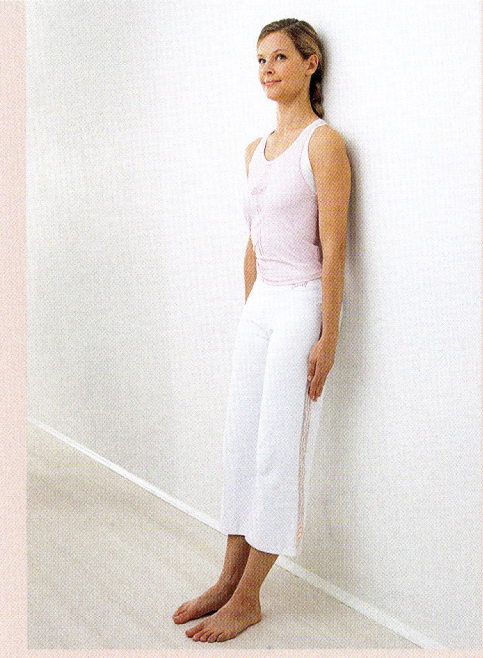

1. Stellen Sie sich mit dem Rücken zur Wand, beide Füße hüftgelenkbreit auseinander, etwa 15 Zentimeter von der Wand entfernt. Ihre Füße stehen parallel, und Sie spüren den Kontakt zum Boden deutlich durch den Großzehenballen, den Kleinzehenballen und die Ferse.

2. Stehen Sie entspannt angelehnt und nehmen Sie den Kontakt der Rückseite Ihres Körpers zur Wand bewusst wahr: Kreuzbein, Brustkorb, Schulterblätter und Hinterkopf.

3. Atmen Sie durch die Nase in den Brustkorb ein und verlängern Sie die Wirbelsäule. Ausatmend lenken Sie die Bauchdecke zur Wirbelsäule und gleiten an der Wand etwa 30 Zentimeter nach unten, maximal so weit, dass Ihre Oberschenkel parallel zum Boden sind.

4. Einatmend gleiten Sie wieder an der Wand entlang nach oben.

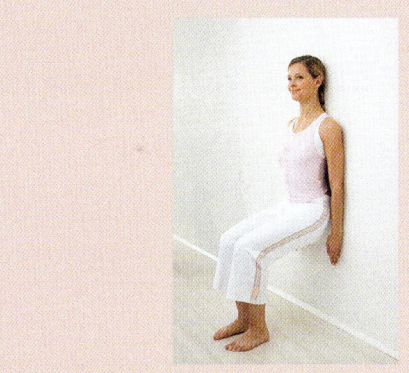

Fokus: Die Füße behalten die Drei-Punkt-Belastung am Boden, auch wenn die Fersen sich gern lösen würden. Prüfen Sie, ob die Knie sich jeweils über dem zweiten Zeh nicht tiefer als 90 Grad beugen und weder nach innen noch nach außen ausweichen. Behalten Sie in jeder Phase des Ablaufs das Becken millimetergenau in der gleichen Position.

Visualisierung: Genießen Sie die Massage aller Orientierungspunkte: Kreuzbein, Brustkorb, Schulterblätter und Hinterkopf.

Stabilisierung durch optimale Ausrichtung

Körperstabilität, Balance und eine aufgerichtete, offene Haltung stellen ein intelligentes Zusammenspiel von präziser Ausrichtung und angemessener Muskelaktivität dar.

1. Mit dem Gesicht zur Wand stehend, strecken Sie beide Arme nach vorn aus, so dass die Spitzen der Mittelfinger gerade noch die Wand berühren.

2. Legen Sie die Hände nun gefächert schulterbreit an die Wand, der Körper ist leicht schräg ausgerichtet. Beide Schulterblätter sinken nach hinten und unten, Sie verlängern den Nacken, lenken das Becken in Richtung Füße und verteilen das Gewicht auf beide Hände und Arme.

3. Verlagern Sie das Gewicht nun auf den linken Fuß, stellen Sie den rechten Fuß ohne Belastung in einer Schrittlänge nach vorn (siehe Foto). Überprüfen Sie Ihre diagonale Kraftlinie von der linken Ferse über das Becken bis zur Brustwirbelsäule und zum Hinterkopf. Ihre Lendenwirbelsäule ist lang, das Becken in neutraler Haltung.

4. Atmen Sie ein, und lenken Sie ausatmend die Bauchdecke nach innen und oben. Drücken Sie kraftvoll gegen die Wand, und schieben Sie die rechte Ferse zum Boden. Halten Sie die stabile Aufrichtung, die Zugspannung und die Zentrierung für drei bis fünf Atemzüge. Stellen Sie den rechten Fuß zurück und wechseln Sie die Beinposition.

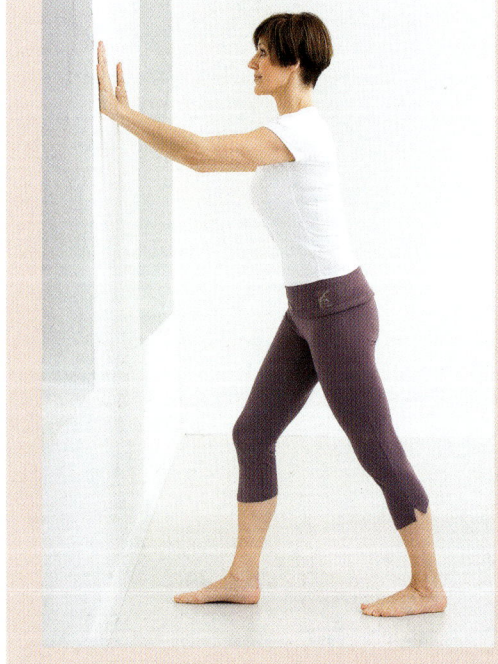

Fokus: Die axiale Ausrichtung des gesamten Körpers im Zusammenspiel mit angemessener Kraft Ihres Körperzentrums schenkt Stabilität, Aufrichtung und Kraft.

Visualisierung: Die Kraftlinie Ihres Körpers ist ein diagonaler Lichtstrahl. Jede Ausweichbewegung würde das Licht allerdings unterbrechen.

Push-up On The Wall – Liegestütz an der Wand

Diese Übung zaubert starke Schultern und schlanke, wohlgeformte Arme. Darüber hinaus sorgt sie für einen angenehm spannungs- und stressfreien Nacken.

1. Beginnen Sie wieder im hüftgelenkbreiten, aufrechten Stand vor der Wand. Testen Sie den optimalen Abstand: Die Arme sind in Schulterhöhe horizontal ausgestreckt, die Fingerspitzen berühren die Wand.

2. Legen Sie nun die Hände gefächert schulterbreit an die Wand. Senken Sie die unteren Rippenbögen und beide Schulterblätter zum Becken, beide Füße sind gleichmäßig belastet.

3. Bereiten Sie sich einatmend vor; ausatmend stabilisieren Sie sich, lenken die Bauchdecke nach innen und oben und beugen beide Ellenbogen dicht am Oberkörper (siehe Foto). Halten Sie eine weite Distanz zwischen Schultern und Ohren, eine stabile, lange Wirbelsäule und eine horizontale Weite im Schultergürtel.

4. Atmen Sie in dieser Position ein, und strecken Sie dann ausatmend beide Arme wieder aus.

5. Wiederholen Sie die Push-ups kontrolliert mit präziser Ausrichtung des Körpers in gleichmäßigem Atemrhythmus.

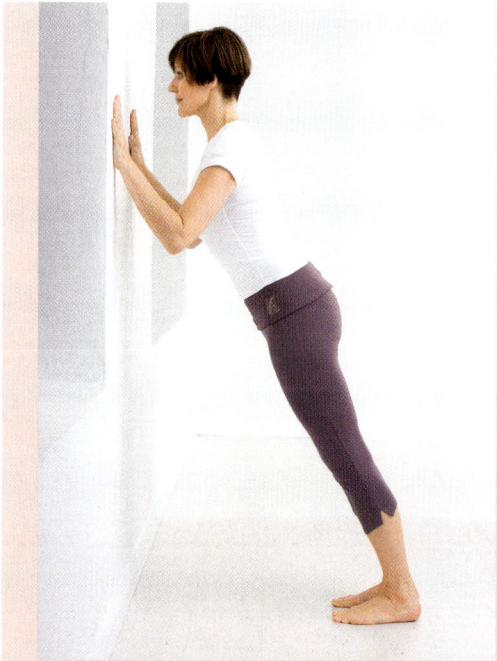

Fokus: Halten Sie die Länge des Rückens und die Weite des Schultergürtels auch beim Beugen der Arme. Übertragen Sie die Kraft des Körperzentrums auf Ihre Arme, und spüren Sie der Teamarbeit Ihrer Muskeln nach.

Visualisierung: Ihr Körper ist stabil wie ein Baumstamm, der sich dem Wind entgegenbewegt und vom Wind bewegt wird.

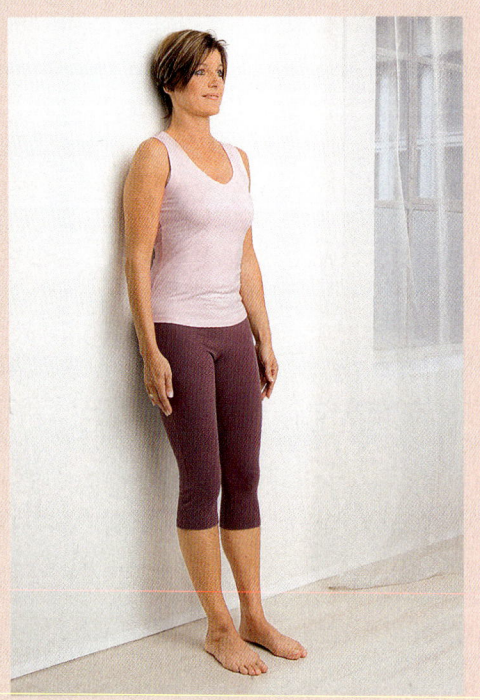

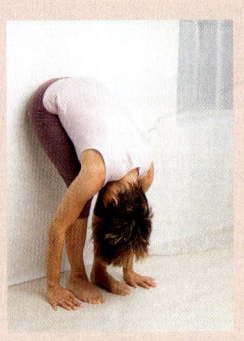

Fokus: Vermeiden Sie auch kleinste Abweichungen zur Seite von Füßen, Knien und Wirbelsäule. Beobachten Sie die bewusste Entspannung von Kopf, Nacken, Schultern und Armen.

Visualisierung: Bewegen Sie Ihre innere Achse wie ein Bauklötzchen-System, das Sie auf- und abbauen. Die Stabilität entsteht durch das präzise Aufeinandersetzen.

Roll-down –
Auf- und Abrollen an der Wand

Nach der Bewegungserfahrung der stabilen Ausrichtung schärfen Sie jetzt Ihre Wahrnehmung für die einzelnen gelenkigen Verbindungen der Wirbelsäule. Die fließende Rollbewegung ermöglicht die Lösung von Blockaden und Verspannungen im Rücken und in den Schultern. Die Mobilisation bringt Flexibilität, die segmentale Bewegung schult die Kontrolle und die optimale Bewegungsführung.

1. Lehnen Sie sich mit ganz leicht gebeugten Beinen an die Wand, als würden Sie auf einem Barhocker sitzen. Verlängern Sie an der Wand die Wirbelsäule nach oben und unten, schieben Sie den Scheitel in den Himmel und die Sitzbeinknochen in Richtung Boden.

2. Einatmend verstärken Sie die Verlängerung und entspannen die Schultern.

3. Ausatmend aktivieren Sie das Powerhouse (siehe Seite 29), senken das Kinn in Richtung Brustbein und rollen sich kontrolliert Wirbel für Wirbel ab. Kopf, Schultern und Arme hängen entspannt nach unten, während Ihre Wirbelsäule kraftvoll in die Rollbewegung geführt wird. Die Knie bleiben leicht gebeugt.

4. Atmen Sie im Überhang ein, Kopf und Arme sind entspannt. Ausatmend ziehen Sie den Bauchnabel aktiv nach innen, schieben das Schambein nach vorn, rollen das Kreuzbein über die Wand und richten die Wirbelsäule aus der inneren Spannung Wirbel für Wirbel auf.

Spine Waves – Rückenwellen

Auch mit den Rückenwellen schulen Sie die segmentale Beweglichkeit Ihres Rückens, das heißt die Kunst, jeden Wirbel unabhängig voneinander zu bewegen. Dadurch erreichen Sie eine gezielte Entlastung gestresster Körperregionen im Rücken, was relativ schnell angenehm spürbar wird.

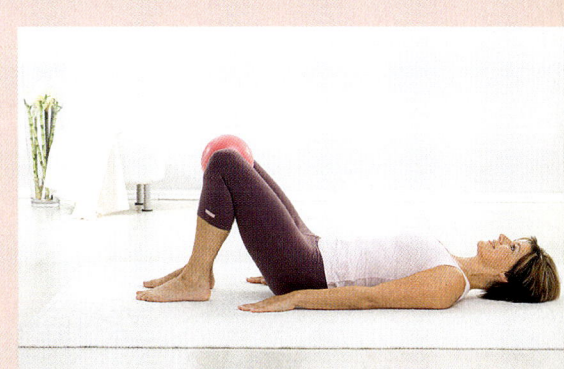

1. In der Relaxation Position nehmen Sie zwischen die Knie, die senkrecht zur Decke zeigen, einen Ball. Beide Arme liegen entspannt neben dem Körper, der Schultergürtel und der obere Rücken sinken breit auf die Matte.

2. Atmen Sie ein und verlängern Sie gedanklich Ihre beiden Sitzbeinknochen bis zu den Fersen.

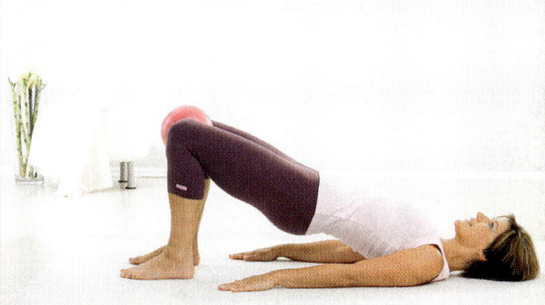

3. Ausatmend lassen Sie die Bauchdecke zur Wirbelsäule sinken, rollen über das Kreuzbein, schieben das Steißbein nach oben, schmiegen den unteren Rücken an die Matte und beginnen, sich an der Basis der Wirbelsäule aufzurollen, in die Position der Schulterbrücke. Das Gewicht der Schulterblätter ruht auf der Matte, das Schambein ist höher als der Bauchnabel, und beide Leisten sind angenehm gestreckt. Die Verbindung der unteren Rippenbögen zum Becken und der Zug der Sitzbeinknochen zu den Kniekehlen verlängern den unteren Rücken.

4. Atmen Sie in dieser Haltung ein und beginnen Sie ausatmend, sich Wirbel für Wirbel von oben nach unten abzurollen. Gleiten Sie über die Position der Steißbeinrolle wieder in die Grundposition.

Fokus: Die Aktivität des Beckenbodens, das Senken der Bauchdecke und die Entspannung der Rückenmuskulatur leiten die Rollbewegung gezielt ein.

Visualisierung: Schließen und öffnen Sie vor Ihrem geistigen Auge einen Reißverschluss. Erst wenn Sie jeden einzelnen Wirbel, also jede Zacke des Reißverschlusses einbeziehen, ist er funktionstüchtig.

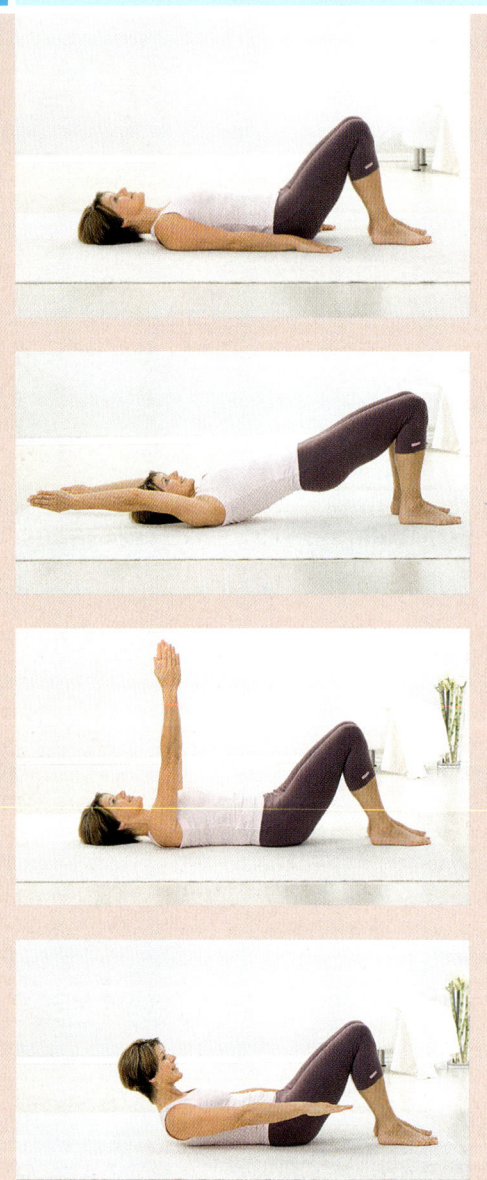

Fokus: Kontrollieren Sie in jeder Phase die Stärke und Führung Ihres »Girdle of Strength«, Ihres natürlichen Kraftgürtels.

Visualisierung: Bewegen Sie die Wirbelsäule wie eine Perlenkette, bei der Sie jede Perle einzeln vom Samtkissen abheben und wieder zurücklegen.

Kombination aus Spine Waves und Curl-ups

Nun schulen Sie Ihre segmentale Beweglichkeit sowie die Kontrolle und trainieren das muskuläre Zusammenspiel. Durch die Kombination dieser komplexen Abläufe sensibilisieren Sie Ihr Körpergefühl, programmieren positive Bewegungsmuster und vertiefen das Bewusstsein für eine korrekte Führung von Bewegungen.

1. Beginnen Sie in der Grundposition mit einer vorbereitenden Einatmung. Ausatmend rollen Sie Wirbel für Wirbel auf bis in die Position der Schulterbrücke.

2. Einatmend stellen Sie die muskuläre Verbindung zwischen Rippen und Becken her und führen beide Arme gestreckt in einem nach oben geführten Bogen zu den Ohren. Mit der folgenden Ausatmung rollen Sie den Rücken Wirbel für Wirbel zurück auf die Matte.

3. Sie atmen ein und schieben ausatmend die Schulterblätter zum Becken; die Arme bewegen sich in eine senkrechte Position zur Decke. Die folgende Einatmung dient wieder der Vorbereitung, ausatmend gleiten Sie durch die Aktivierung Ihrer Bauchmuskeln nach innen und das Senken des Brustbeins, also mit Hilfe des Powerhouse, in das Curl-up; dabei gehen beide Arme im Halbkreis nach vorne.

4. Atmen Sie ein und legen Sie Oberkörper, Kopf und Arme gefühlvoll zurück in die Ausgangsposition.

Assisted Roll-up – Unterstütztes Roll-up

Wichtig dabei ist die Wirbelsäulenartikulation, die segmentale Beweglichkeit der Wirbelsäule unter Kontrolle Ihres Powerhouse (siehe Seite 29). Überlassen Sie nichts dem Zufall, der Schwerkraft oder gar schwungvollen Tricks. Lassen Sie aus Ihrer inneren Kraft eine fließende, gleichmäßige und stets kontrollierte Bewegung entstehen.

1. In Rückenlage stellen Sie sich ausatmend vor, Sie würden die Schulterblätter sanft in die Hosentaschen schieben; führen Sie beide Arme gestreckt in einem Bogen in Richtung Stirn. Nehmen Sie die Grundspannung im Zentrum wahr und halten Sie die muskuläre Verbindung zwischen dem unteren Rippenbogen und dem Becken. Der mittlere Rücken liegt schwer auf der Matte.

2. Atmen Sie ein, kreisen Sie beide Arme nach außen; befinden sich diese etwa in Schulterhöhe, atmen Sie aus und lenken die Bauchdecke zur Wirbelsäule; Sie lassen das Brustbein sinken, heben Kopf und Schultergürtel, ziehen das linke Bein gebeugt zum Oberkörper heran und greifen unter der Wade hindurch; fassen Sie mit beiden Händen den linken Oberschenkel und rollen Sie sich Wirbel für Wirbel auf; das rechte Bein bleibt dabei vollkommen gerade liegen.

3. Einatmend stellen Sie den linken Fuß auf, setzen sich auf den höchsten Punkt der Sitzbeinknochen und richten die Wirbelsäule vom Becken bis zum Kopf auf. Ausatmend ziehen Sie den Bauch-

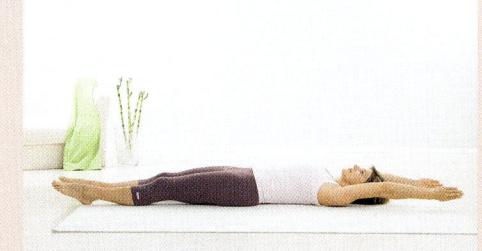

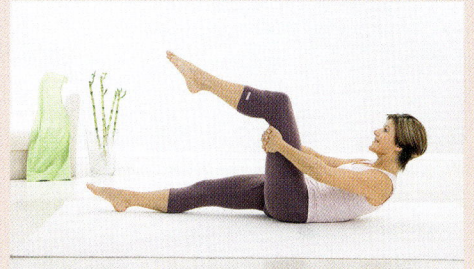

Fokus: Während des Aufrollens schmiegen Sie das gestreckte Bein an die Matte, sodass die Leiste vollständig gerade bleibt.

Visualisierung: Ziehen Sie beim Rollen und in der C-Kurve den Bauchnabel ein, als wollte er die Wirbelsäule küssen, und lösen Sie den Rücken so gefühlvoll, als würden Sie eine Schutzfolie von einem wertvollen Gegenstand entfernen.

nabel zur Wirbelsäule und rollen kontrolliert in die Rückenlage zurück. Halten Sie den linken Oberschenkel fest, beide Ellenbogen zeigen gebeugt nach außen.

Die Power des Körperzentrums

Kleine Bewegung mit großer Wirkung: Die Schultern bleiben entspannt am Boden, die untere Rückenmuskulatur gibt nach, und die Beine verharren konstant in der Tischposition, aber der Beckenboden und die tiefe Bauchmuskulatur leisten Schwerstarbeit.

1. In Rückenlage strecken Sie die Arme in die T-Position aus, beide Beine befinden sich rechtwinklig über dem Becken in der Tischposition. Beide Oberschenkel stehen senkrecht wie die Tischbeine, beide Unterschenkel waagerecht wie die Tischplatte. Behalten Sie diese Beinposition während der ganzen Übung bei.

2. Bereiten Sie sich einatmend vor.

3. Ausatmend aktivieren Sie den Beckenboden, senken die Bauchdecke zur Wirbelsäule und schieben beide Knie zur Decke.

4. Während der Einatmung senken Sie das Becken wieder.

5. Die Bewegung des Beckens nach oben ist sehr klein, die Herausforderung für das Körperzentrum dagegen sehr groß. Achten Sie bei jeder Wiederholung auf die exakte Beinposition, die Bewegungsführung aus dem Zentrum und die Entspannung von Hals, Gesicht und Schultern.

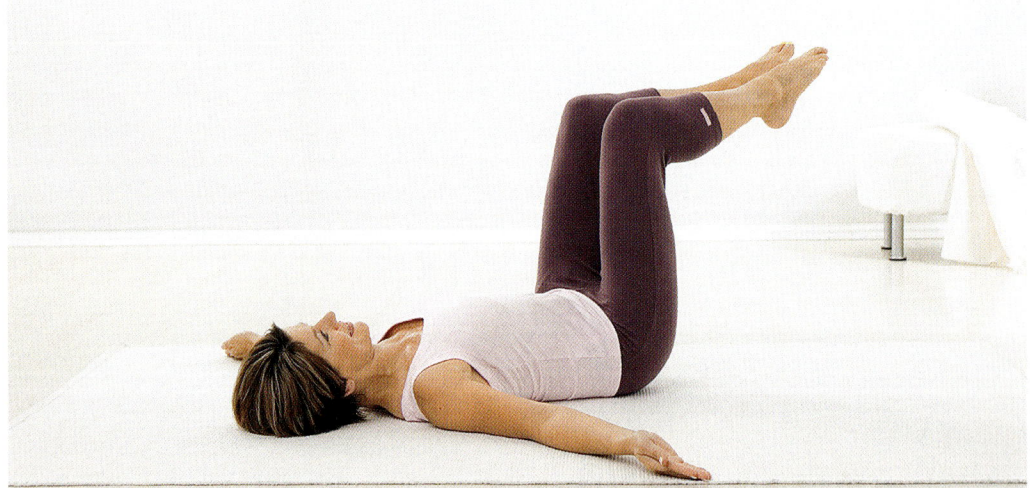

Fokus: Entspannen Sie den unteren Rücken, damit Ihre Bauchmuskeln keinen unnötigen Widerstand erfahren. Diese minimale Bewegung fordert die gesamte Impulskraft Ihrer tiefen Bauchmuskeln, die Kontraktion des Beckenbodens und das Entspannen des unteren Rückens.

Visualisierung: Ihre gebeugten Beine fahren Aufzug nach oben und unten, der Bauch wird flach und stark.

The Moving Cat –
Die bewegliche Katze

Eine gesunde Wirbelsäule besitzt gelenkanatomisch die Möglichkeit, sich in einem Bogen vom Steißbein bis zum Scheitel einzurollen und wieder zu strecken. Ein Hohlkreuz verliert die Fähigkeit des Beugens, ein Rundrücken ist in dieser Stellung fixiert, und ein Flachrücken hat beide Bewegungsrichtungen verloren. Die C-Kurve schult den natürlichen Bogen gleichmäßig über alle Segmente. Spüren Sie, welche Unterstützung Ihr Rücken benötigt, um das globale Flexionsvermögen zu reaktivieren.

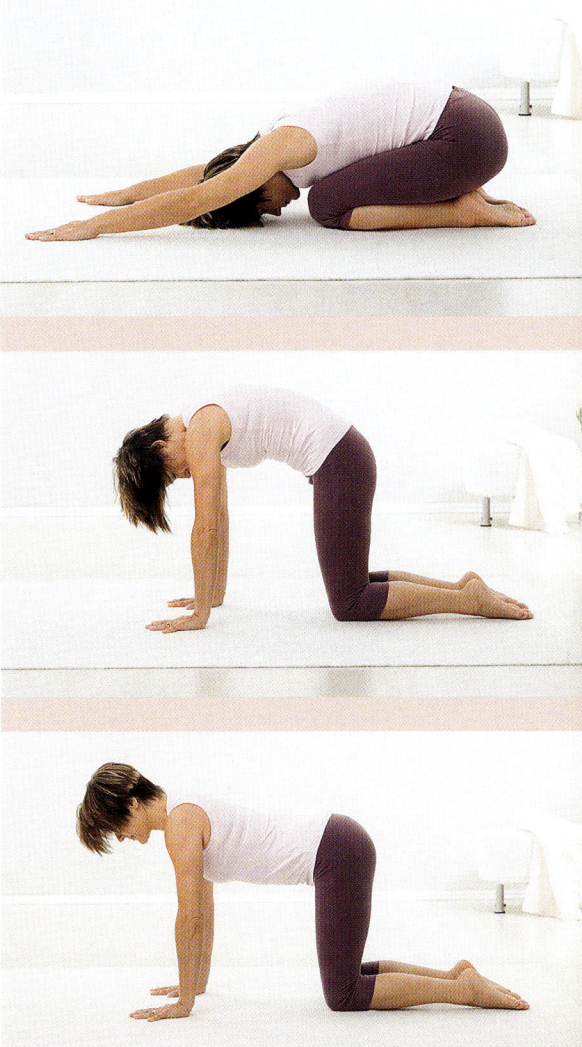

1. Knien Sie sich hüftgelenkbreit auf die Matte, Ihre Hände sind genau unter den Schultern, alle Finger gefächert; nutzen Sie auch die Fingerspitzen zum Stütz, um die Handgelenke zu entlasten. Oberschenkel und Arme sind senkrecht, das Becken ist in neutraler Position, der Rücken verlängert, der Kopf in einer Linie mit der Wirbelsäule. Einatmend schieben Sie das Becken zurück, bis der Bauch die Oberschenkel berührt (Ruheposition).

2. Ausatmend ziehen Sie den Bauchnabel zur Wirbelsäule, das Kinn zum Brustbein und das Steißbein unter den Körper, bis eine C-Kurve aus dem gesamten Rücken entsteht. Sie bewegen sich nach vorn.

3. Sobald Sie das Gewicht auf den Händen spüren, atmen Sie ein, bringen das Becken wieder in die neutrale Position und beginnen an der Basis der Wirbelsäule, sich Wirbel für Wirbel in die perfekte Katzen-Position zu rollen. Am Ende der Einatmung schieben Sie das Becken wieder zurück in die Ruheposition.

Fokus: Um eine harmonische C-Kurve entstehen zu lassen, ziehen Sie das Steißbein unter den Körper, als würde die Katze den Schwanz einziehen. Verlängern Sie anschließend den Rücken, indem Sie den Scheitel nach vorn und die Sitzbeinknochen nach hinten schieben.

Visualisierung: Bewegen Sie sich wie eine Katze, die sich nach dem Mittagsschlaf genüsslich dehnt und streckt.

91

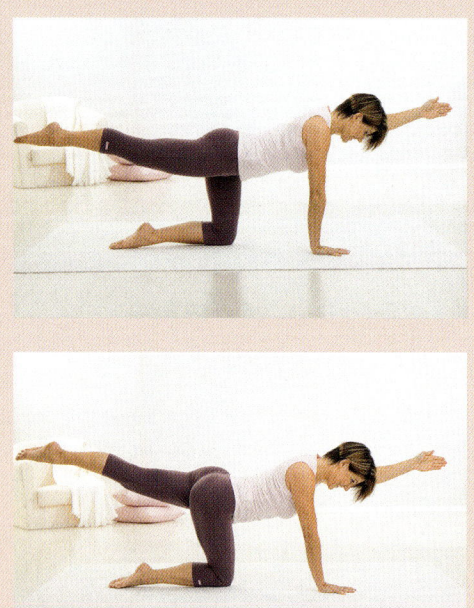

Fokus: Halten Sie die Verbindung von Rippen und Becken, der Nacken bleibt lang, der Kopf bildet die Verlängerung der Wirbelsäule, und das Becken ist neutral. Bleiben Sie in der Bewegung fließend und synchron mit Ihrer Atmung.

Visualisierung: Balancieren Sie eine wertvolle Vase auf Ihrem Kreuzbein, eine weitere jeweils auf der Brustwirbelsäule und dem Hinterkopf.

Cat Balance – Katzenbalance

Die Aktivierung Ihres Stabilisationssystems schützt Ihren Rücken. Aus dieser Grundspannung arbeitet Ihre oberflächliche Muskulatur auf harmonische Weise.

1. Atmen Sie in der Katzenposition ein, ausatmend ziehen Sie die Bauchdecke zur Wirbelsäule. Lassen Sie den Rücken von Ihrem Bauch tragen. Schieben Sie das rechte Schulterblatt zum Becken, lösen Sie die rechte Hand von der Matte und führen Sie den Arm gestreckt bis zur Höhe des rechten Ohrs, den Daumen zur Decke gedreht.

2. Einatmend setzen Sie mit stabiler Wirbelsäule die rechte Hand zurück unter die rechte Schulter.

3. Wiederholen Sie ausatmend den Ablauf mit dem linken Arm.

4. Nach einigen Wiederholungen lassen Sie die Hände aufgestützt und strecken ausatmend unter der Kontrolle des neutralen Beckens Ihr rechtes Bein aus dem Körperzentrum heraus am Boden aus; Sie lösen dann den Fuß von der Matte und heben das Bein nach hinten an. Setzen Sie einatmend das rechte Knie wieder unter dem rechten Hüftgelenk auf.

5. Wechseln Sie einige Male. Gelingt Ihnen alles mühelos, dann kombinieren Sie die Bewegung diagonal, also linkes Bein und rechter Arm. Wenn Sie Ihre Stabilisation noch mehr fordern wollen, so können Sie die Bewegung des Beins mit dem Arm auf der gleichen Seite durchführen.

The Swan – Der Schwan

Sie führen diese Aufrichtungsübung mit Hilfe der schützenden Kraft Ihres Powerhouse aus. Sie bietet einen Ausgleich zum ständigen Vorwärtsbeugen im Alltag und schützt den unteren Rücken vor einer belastenden Überlordosierung (starken Krümmung) sowie einer Verstärkung der Schwingung der unteren Wirbelsäule.

1. Legen Sie sich gestreckt auf den Bauch, die Stirn ruht flach auf der Matte, beide Beine sind hüftbreit geöffnet, die Ellenbogen gebeugt. Plazieren Sie die Hände neben dem Brustkorb, die Fingerspitzen unter den Schultern.

2. Atmen Sie zur Vorbereitung ein und verlängern Sie die Wirbelsäule. Höhlen Sie ausatmend den Bauch nach innen, schieben Sie die Schulterblätter zum Becken. Nehmen Sie die muskuläre Verbindung zwischen dem unteren Rippenbogen und dem Becken wahr.

3. Heben Sie aus der inneren Kraft das Brustbein und die Stirn an, stabilisieren Sie die Wirbelsäule und drücken Sie sich mit der Armkraft in die Schwanposition. Atmen Sie ein und legen Sie ausatmend zunächst die Oberschenkel, dann das Schambein, das Brustbein und schließlich die Stirn zurück auf die Matte.

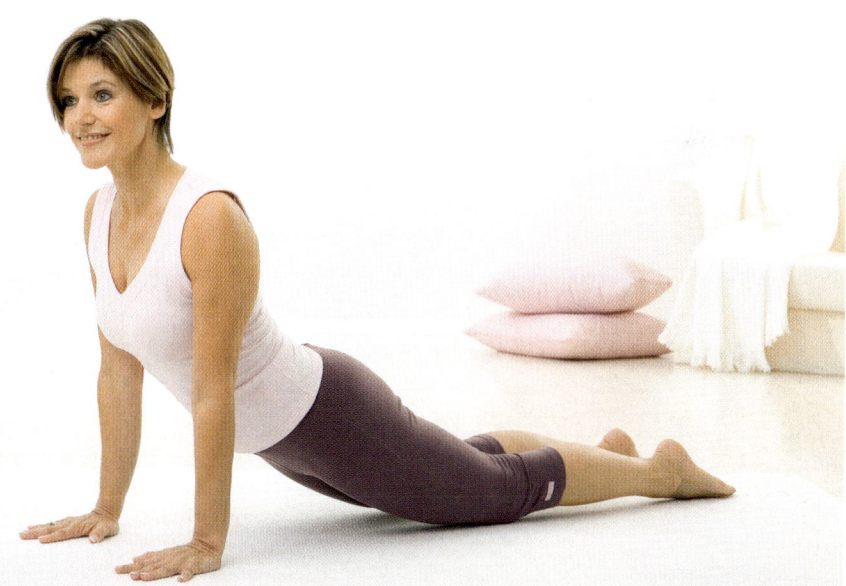

Fokus: Sie übertragen Ihre Powerhouse-Kraft auf die Arme und können sich so mit den natürlichen Schwingungen der Wirbelsäule von der Matte nach oben drücken. Die exakte Ausführung dieser Übung ist wichtig, um eine Überlastung des Rückens zu vermeiden.

Visualisierung: Spüren Sie den kraftvollen Muskelgürtel, der Ihre Wirbelsäule schützt.

The Correct Leg Movement – Der korrekte Beinschlag

Die kontrollierten Beinbewegungen in Bauchlage schenken dem unteren Rücken entlastende Länge und Raum. Gleichzeitig erleben Sie Ihre innere Kraft als Schutz und Erleichterung. Sie trainieren präzise und kontrolliert die Stabilisation über die gelenknahe Muskulatur.

1. Legen Sie sich gestreckt auf den Bauch, die Stirn ruht auf den Handrücken, der Nacken ist lang. Schmiegen Sie beide Leisten an die Matte und kontrollieren Sie die Position Ihres Beckendreiecks.

2. Atmen Sie zur Vorbereitung ein und höhlen Sie ausatmend den Bauch; dadurch verlängert sich der untere Rücken. Strecken Sie das rechte Bein aus dieser inneren Kraft heraus und heben Sie es an. Legen Sie es einatmend zurück, verlängern Sie ausatmend das linke Bein und heben Sie es an.

3. Wiederholen Sie den alternierenden Ablauf drei- bis fünfmal.

4. Mit der folgenden Ausatmung geben Sie unter Kontrolle des Körperzentrums beide Beine gleichzeitig etwas nach oben; heben und senken Sie diese rhythmisch in der Luft, wie beim Kraulschwimmen.

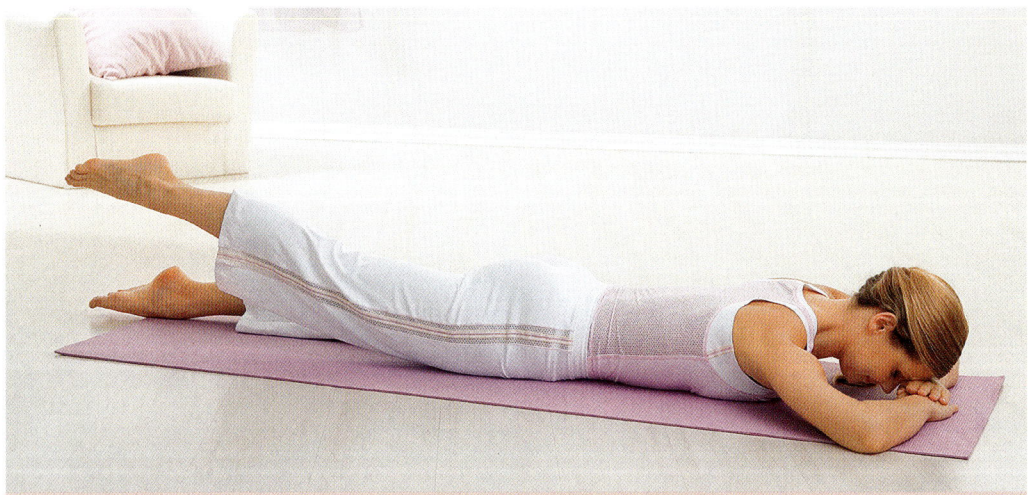

Fokus: Halten Sie den Bauchnabel nach innen und oben gezogen. Trotz der Beinbewegungen bleibt die Wirbelsäule die ganze Zeit in der axialen Verlängerung, der gesamte Körper liegt ruhig und stabil.

Visualisierung: Alle Muskeln »umarmen« schützend die Wirbelsäule. Sie »schwimmen« kraftvoll mit den Beinen, während der untere Rücken lang und entlastet ist.

Swimming – Das Original

Das Ergebnis dieser Übung: eine trainierte Rückenmuskulatur und ein müheloses Aufrichten der Wirbelsäule. Durch die rhythmischen Bewegungen der Extremitäten werden zusätzlich Ihre Stabilisatoren gefordert. Aus der Zentrierung lassen Sie Bewegungen der inneren Achse sowie der Arme und Beine in die Länge und Weite entstehen.

1. Strecken Sie in der Bauchlage beide Arme neben den Ohren aus; die Beine liegen hüftbreit auf dem Boden.

2. Lenken Sie ausatmend die Bauchdecke zur Wirbelsäule, verlängern Sie den unteren Rücken aus der inneren Kraft heraus und lösen Sie Brustbein und Stirn von der Matte. Strecken Sie das rechte Bein sowie den linken Arm und heben Sie beide an.

3. Einatmend legen Sie diese wieder ab und wiederholen mit dem nächsten Atemzyklus die Bewegungen mit dem linken Bein und dem rechten Arm.

4. Mit der folgenden Ausatmung heben Sie unter Kontrolle des Körperzentrums beide Arme und Beine und beginnen, zu »schwimmen«.

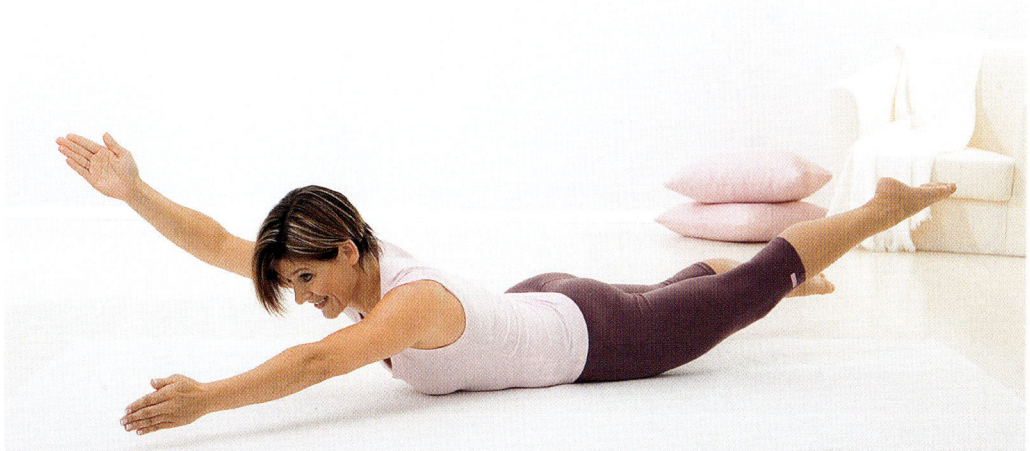

Fokus: Trotz der rhythmischen Bewegungen bleibt der Rumpf stabil. Beide Beine sind stets eng nebeneinander. Spüren Sie Länge und Raum, besonders im unteren Rücken und im Nacken. Alle Muskeln »umarmen« und schützen Ihre Wirbelsäule.

Visualisierung: Sie schwimmen in angenehm warmem Meereswasser. Verlängern Sie den gesamten Körper, um die Umspülung des Wassers überall wahrzunehmen.

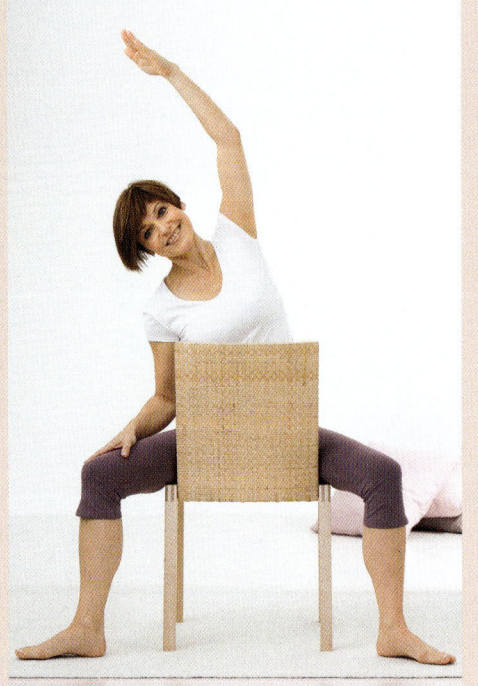

Fokus: Das Becken bleibt aufgerichtet und horizontal ausbalanciert. Neben der Schulung der Beweglichkeit Ihrer Wirbelsäule dehnen Sie den M. quadratus lumborum, einen rechteckigen Muskel, der die Lendenwirbelsäule, das Becken und die unteren Rippen miteinander verbindet.

Visualisierung: Neigen Sie den Körper über einen großen Ball.

Variante: Im Stand leiten Sie die Armbewegung über die Ausatmung sowie die Depression des Schulterblatts ein und neigen sich im größtmöglichen Bewegungsradius zur Seite. Das Becken bleibt neutral ausgerichtet, beide Taillen dehnen sich in die Länge zu einem großen Bogen, der Kopf ordnet sich in den Bogen ein, das heißt die Distanz zwischen Schultern und Ohren ist auf beiden Seiten gleich.

Side Reaches – Seitliches Strecken

Die Beweglichkeit der Wirbelsäule in allen Ebenen und die regelmäßige Ausschöpfung des Bewegungsradius sind essenziell für die Nährstoffversorgung der Bandscheiben, die keine Blutgefäße besitzen und mittels Druck und Entlastung durch Diffusion ernährt werden (siehe Seite 31). Bewegen Sie sich auf dem größtmöglichen Bogen, um alle Segmente in das seitliche Neigen einzubeziehen.

1. Setzen Sie sich auf einen Stuhl, die Rückenlehne befindet sich zwischen Ihren Beinen. Balancieren Sie sich auf dem höchsten Punkt der Sitzbeinknochen aus, und schieben Sie den Scheitel nach oben.

2. Nehmen Sie während der Einatmung die Dehnung des Brustkorbs in alle Richtungen wahr.

3. Ausatmend gleitet das linke Schulterblatt nach unten; Sie heben den linken Arm über die Seite an und legen sich im großen Bogen zur rechten Seite – der linke Sitzbeinknochen bleibt im festen Kontakt zur Sitzfläche.

4. Einatmend richten Sie sich auf und lassen den linken Arm seitlich sinken.

5. Wiederholen Sie das Neigen gleichmäßig zu beiden Seiten.

Die Ausrichtung des Beckens perfektionieren

Das Kreuzbein ist ein entscheidender Kraft-übertragungspunkt im Zentrum des Kör-pers. Die Einzigartigkeit dieses Körperteils zeigt sich in seiner Zugehörigkeit zu Wir-belsäule und Becken. Um die volle Kraft zu entfalten und die Ausrichtung des Beckens zu perfektionieren, muss eine Kompetenz für die Körperrückseite entwickelt werden. Jede Kippung, Neigung oder Drehung des Beckens aus der idealen Linie kann eine Bewegungseinschränkung der Hüftgelenke oder eine Veränderung der Wirbelsäulen-schwingungen zur Folge haben.

Tiny Steps – Kleine Schrittübungen

Konzentrieren Sie sich auf ein stabiles Becken, das in Rückenlage auf dem höchsten Punkt des Kreuzbeins ausgerichtet ist, um frei und flie-ßend Beinbewegungen ausführen zu können, und das gleichzeitig den Rücken stabil in der neutralen Position verweilen lässt.

1. In der Grundposition schieben Sie den Hinterkopf nach oben und gleichzeitig das Becken zum unteren Mattenrand. Die hüftgelenkbreit aufgestellten Füße sind in einer angenehmen Distanz zu Becken, Fersen und Sitzbeinhöcker in einer Linie; beide Knie zeigen zur Decke.

2. Verlängern Sie einatmend die Wirbelsäu-le und aktivieren Sie mit der Ausatmung das Körperzentrum, indem Sie den

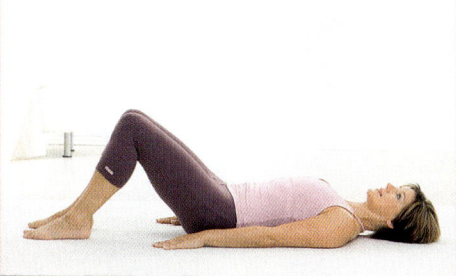

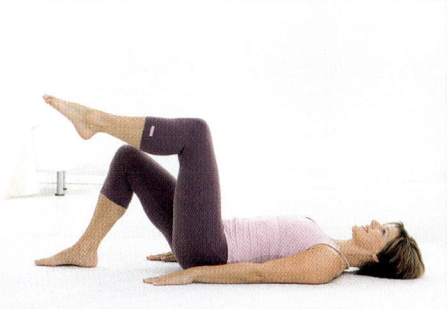

Fokus: Führen Sie die Beinbewegung kon-trolliert durch Ihre Kernmuskulatur aus. Konzentrieren Sie sich auf die perfekte Aus-richtung (Alignment) des Beckens und der Wirbelsäule.

Visualisierung: Trotz der kleinen Schritt-bewegungen balancieren Sie ein Tablett mit einer Teetasse auf Ihrem Beckendreieck.

Bauchnabel nach innen und oben saugen. Lösen Sie dabei gefühlvoll zunächst die linke Ferse und dann die Fußspitze vom Boden und führen Sie das linke Knie senkrecht über das Hüftgelenk.

3. Atmen Sie in dieser Position ein und stel-len Sie ausatmend zunächst die Fußspitze, dann die Ferse zurück in die Ausgangs-position. Wiederholen Sie den Bewe-gungsablauf fließend links und rechts.

Pelvis Balance – Beckenbalance

Hunderte von Muskeln organisieren das Stützen und Bewegen des Skeletts. Je dichter die Muskeln an der Wirbelsäule, am Becken und an den Gelenken sind, desto verantwortungsvollere Aufgaben haben sie beim Stabilisieren; je oberflächlicher sie sind, desto größer ist ihre Bedeutung für die Bewegung. Gerade die kleinen, feinen Pilates-Übungen wie beispielsweise die »Beckenbalance« trainieren die Muskeln in allen erdenklichen Funktionsweisen.

1. Sie liegen in der Grundposition und atmen zur Vorbereitung ein; dann atmen Sie aus, aktivieren das Körperzentrum (Powerhouse) und führen das rechte Knie gefühlvoll zur Seite, während das Becken stabil liegen bleibt. Zur Kontrolle können Sie beide Hände auf den Knochen des Beckendreiecks plazieren.

2. Einatmend führen Sie das Bein zurück. Wiederholen Sie den Ablauf fließend mit beiden Seiten.

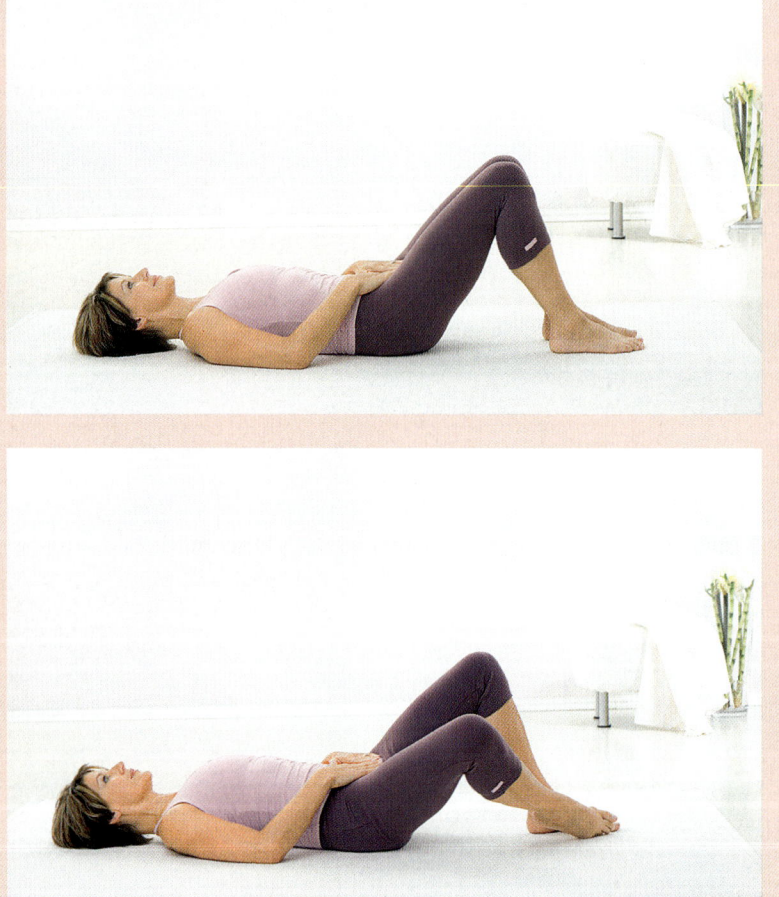

Fokus: Starten Sie mit kleinen Seitbewegungen und steigern Sie sich langsam, um das Becken vollständig ruhig zu halten.

Visualisierung: Stellen Sie sich Ihre beiden Beckenkammknochen als Scheinwerfer vor, die immer gleichmäßig die Decke anstrahlen, unabhängig von den Beinbewegungen.

Double Leg Arcs – Beinbögen

Überwindet ein Muskel während der Anspannung einen Widerstand und verkürzt sich, so wird seine Aktivität als *konzentrische* Muskelkontraktion bezeichnet. Bei einer *exzentrischen* Muskelkontraktion müssen die Muskelfasern in der Anspannung nachgeben. Der Muskel muss sozusagen bremsen und wird in die Länge trainiert. Die dritte Funktionsweise ist die *isometrische* Muskelkontraktion, eine muskuläre Anspannung ohne jegliche sichtbare Bewegung.

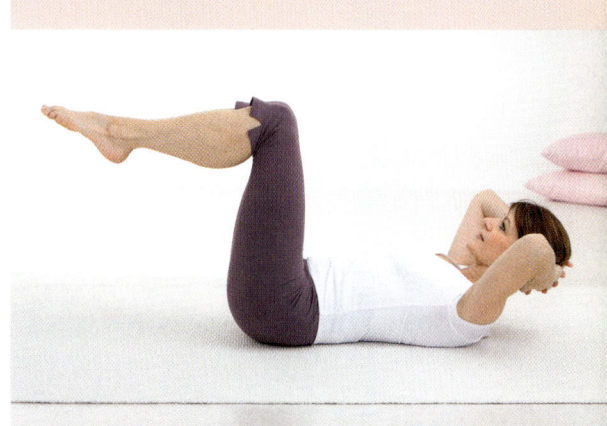

1. In der Grundposition liegend verschränken Sie beide Hände hinter dem Kopf, beide Ellenbogen sind aus den Augenwinkeln noch sichtbar, beide Beine in der Tischposition. Atmen Sie ein, schieben Sie den unteren Rippenbogen zum Becken, lassen Sie das Brustbein sinken und heben Sie Kopf und Schultergürtel an. Legen Sie den Kopf mit dem gesamten Gewicht in die Hände.

2. Atmen Sie seitlich in den Brustkorb ein, verstärkt ausatmend stabilisieren Sie Wirbelsäule sowie Becken und führen beide Beine einige Zentimeter nach vorn.

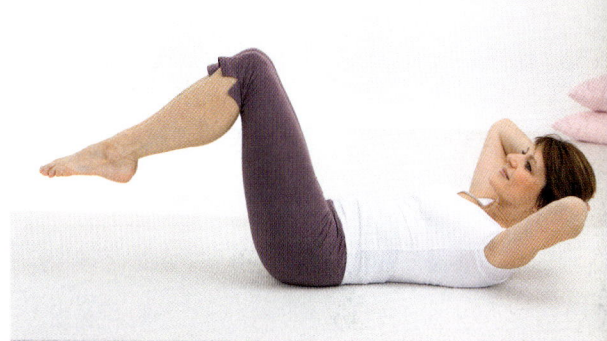

3. Einatmend kommen Sie wieder zurück in die Tischposition, ausatmend bewegen Sie sich sanft nach vorn, während Ihre Bauchdecke nach innen sinkt und durch die exzentrische (bremsende) Kraft die Wirbelsäule stabilisiert.

4. Abschließend legen Sie Kopf und Schultern zurück, umarmen Ihre Beine, wiegen sich hin und her und lassen den Atem frei fließen.

Fokus: Führen Sie die Beine nur so weit nach vorn, dass Ihr individuelles Luftkissen unter dem unteren Rücken unverändert bleibt. Die Rückenmuskulatur entspannt sich, die Bauchmuskulatur ist stabilisiert.

Visualisierung: Fühlen Sie, wie alle Muskeln Ihre Wirbelsäule umarmen.

Dreidimensionale Beweglichkeit der Hüftgelenke

Das Hüftgelenk ist ein Kugelgelenk und geschaffen für eine dreidimensionale Bewegungsfunktion. Es hat keine bevorzugte Richtung. Leider sieht der Alltag ganz anders aus: Ständiges Sitzen zwingt das Gelenk in die Beugung, eine fehlende Aufrichtung des Beckens engt die Streckung ein; weder Sport- noch Alltagsbewegungen fordern das Hüftgelenk in alle Richtungen. Fehlende Aktivität zum Ausschöpfen der gesamten Bewegungsvielfalt des Hüftgelenks schränkt Geschmeidigkeit, Beweglichkeit und Stabilität auf Dauer ein. Wer rastet, der rostet.

Single Leg Circles – Beinkreise

Führen Sie diese Übung regelmäßig durch. Sie mobilisiert das Hüftgelenk dreidimensional, löst Blockaden und verbessert die Bewegungsführung sowie die Koordination.

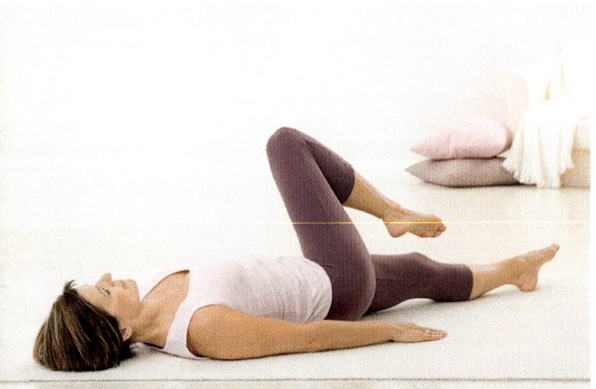

Fokus: Verlängern Sie das gestreckte Bein spannungsvoll zum unteren Mattenrand. Die Kniekehle sinkt in Richtung Boden. Legen Sie eine Hand auf die Leiste und den Beckenkammknochen des gestreckten Beins, um sicherzustellen, dass Sie hier bewegungslos bleiben. Beginnen Sie zunächst mit einem kleinen Kreisumfang, den Sie dann vergrößern.

Visualisierung: Stellen Sie sich vor, Sie liegen an einem Sandstrand. Während des Kreisens bleibt der Abdruck der gesamten Rückseite Ihres Körpers unverändert.

1. In der Grundposition strecken Sie das linke Bein am Boden aus und ziehen das rechte zum Körper heran. Stabilisieren Sie sich in dieser Ausgangsposition durch die Aktivität Ihres Powerhouse und das Verankern der Schulterblätter.

2. Beginnen Sie ausatmend, das rechte Knie nach außen zu kreisen, und einatmend nach innen. Beschreiben Sie gleichmäßige Kreise mit dem Knie und erlauben Sie dem Hüftgelenk eine entspannte Bewegung in alle Richtungen.

3. Nach einigen Wiederholungen wechseln Sie das Bein.

Single Leg Stretch – Dehnung mit einem Bein

Der stärkste Hüftbeuger, der M. iliopsoas, verbindet fächerförmig den unteren Rücken und die Beine. Der wichtigste Muskel der Aufrichtung ist geeignet für dreidimensionale Bewegungen. Damit er seine Funktion vollständig erfüllen kann und keine Irritationen an der Wirbelsäule hervorruft, muss das Becken aufgerichtet und müssen die Leisten gestreckt sein.

1. Sie beginnen mit einer Wahrnehmungsübung in Rückenlage: Umgreifen Sie die Rückseite des linken Oberschenkels und ziehen Sie das gebeugte Bein zum Oberkörper. Das rechte Bein liegt gestreckt am Boden. Aktivieren Sie den Iliopsoas, indem Sie die Leiste beugen und das Knie etwas heranziehen; die Ferse behält Bodenkontakt.

2. Entspannen Sie bewusst den Hüftbeuger, das Bein sinkt, die Leiste wird weit. Wiederholen Sie dies zweimal; dann ist das andere Bein dran.

Nun führen Sie die Pilates-Originalübung (siehe Foto) durch:

1. In der Rückenlage richten Sie beide Beine im rechten Winkel über den Hüftgelenken aus. Atmen Sie ein, legen Sie die rechte Hand von oben auf das linke Knie und die linke Hand außen an den linken Knöchel.

2. Saugen Sie ausatmend den Bauchnabel nach innen und oben, lösen Sie dann Kopf und Schultern von der Matte und strecken Sie das rechte Bein schwebend über der Matte aus.

3. Halten Sie die Position während der Einatmung, und wechseln Sie die Seiten mit der nächsten Ausatmung.

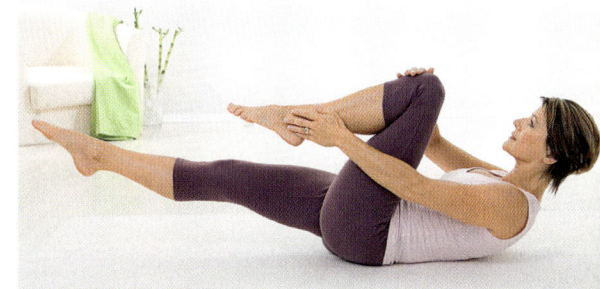

Fokus: Folgen Sie mit dem Blick dem Bein, das sich streckt. Vergewissern Sie sich, dass Ihre Taille auf beiden Seiten lang bleibt und das Beckendreieck horizontal. Wenn nötig, üben Sie zunächst nur mit abgelegtem Kopf.

Visualisierung: Verlängern Sie das Bein aus der Kraft Ihres Körperzentrums kilometerlang, besser noch ohne Ende.

Hip Opening – Die Hüfte weiten

Sind alle Gelenkstrukturen im vollen Besitz ihrer Bewegungskapazität, werden die Bewegungen effizient ausgeführt. Die Gelenkartikulation steuert Dysbalancen und Verschleiß entgegen. Laden Sie Ihr Hüftgelenk zu großen, weiten Bewegungen ein. Die Rotation im Hüftgelenk ist eine essenzielle Bewegungsmöglichkeit, die wir im Alltag zu wenig nutzen. Stabilisiert die innere Kraft Becken und Wirbelsäule, so kann das Hüftgelenk seine ganze Bewegungskunst präsentieren.

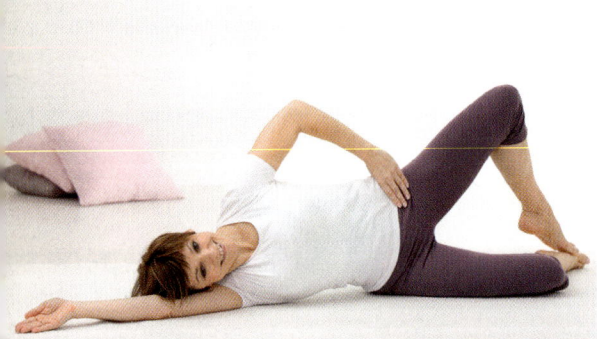

Fokus: Bei stabilem Becken kräftigen Sie mit dieser Übung sehr effektiv die tiefen Außenrotatoren und Ihre tiefe Gesäßmuskulatur. Jedes kleinste Ausweichen des Beckens nach hinten mindert allerdings die Wirkung. Nutzen Sie Ihre innere Kraft zum Stabilisieren.

Visualisierung: Ihre Hüftgelenkspfanne ist eine schützende Hand, die den runden Gelenkkopf umschließt, sodass er geschmeidig gleiten kann.

1. Begeben Sie sich in die Seitenlage. Richten Sie beide Schultern senkrecht übereinander aus und legen Sie den Kopf auf den unteren ausgestreckten Arm, der sich in einer Linie mit dem Oberkörper befindet. Beugen Sie beide Beine etwas und stützen Sie die obere Hand an der oberen Beckenschaufel ab.

2. Schieben Sie die obere Beckenseite in Richtung Füße. Nehmen Sie wahr, wie die Lendenwirbelsäule in eine Längsspannung kommt und sich beide Taillen gleichmäßig verlängern. Halten Sie diese perfekte Ausrichtung mit Hilfe Ihrer Zentrierung, indem Sie die Bauchdecke nach innen und oben lenken, den unteren Rippenbogen zum Becken senken.

3. Ausatmend heben Sie jetzt das obere Knie an, die Fußspitzen bleiben dabei im Kontakt miteinander, beide Beckenkammknochen sind weiterhin senkrecht übereinander ausgerichtet, die untere Taille ist angehoben.

4. Einatmend senken Sie das obere gebeugte Bein wieder.

5. Führen Sie diese kontrollierte und präzise Außenrotation mehrfach mit diesem Bein aus und wechseln Sie dann die Seite.

Adductor Lifts – Aktivität der Oberschenkelinnenseiten

Der Zauber des Pilates-Trainings liegt im Wechselspiel zwischen gekonntem Loslassen, angemessener Anspannung und gezielter Stabilisation. Fließen und gleiten Sie wie der kleine Ball, konzentrieren Sie alle Sinne auf jedes Detail der Bewegung.

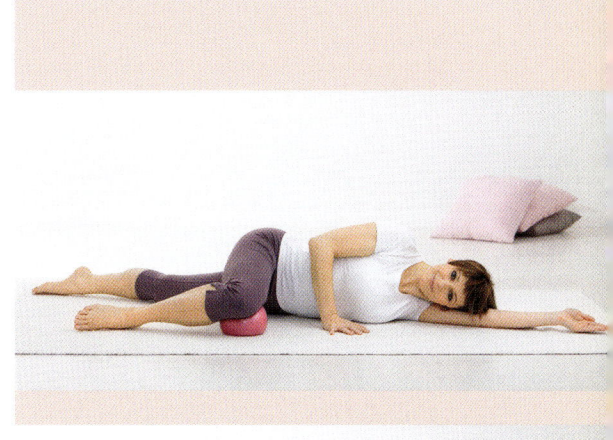

1. In gestreckter Seitenlage plazieren Sie einen weichen Ball unter das obere gebeugte Bein vor den Körper. Rollen Sie den Ball mit dem Bein nach vorn und wieder zurück. Geben Sie das gesamte Gewicht des Beins an den Ball ab, und entspannen Sie die Leiste sowie die Muskulatur an der Innenseite des Oberschenkels. Welche Rollbewegung gefällt Ihrem Rücken? Vor und zurück, im Kreis oder in einer Acht?

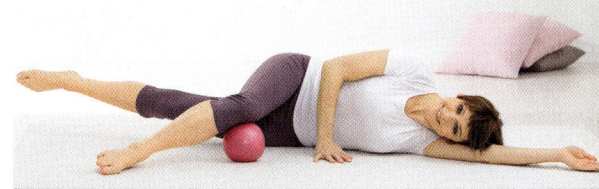

2. Rollen Sie sich zurück in die Seitenlage. Schieben Sie wieder den oberen Beckenkammknochen in Richtung Füße. Richten Sie die Wirbelsäule aus, bringen Sie beide Beckenkammknochen senkrecht übereinander. Aktivieren Sie Ihr Körperzentrum mit dem Gefühl, einen Reißverschluss zu schließen.

3. Ausatmend heben Sie das gestreckte untere Bein an und legen es einatmend wieder ab. Ihre beiden Taillen bleiben gleich lang, während Sie das untere Bein gestreckt heben und senken, als würde ein muskulärer Gürtel Sie nach innen ziehen und Rippen und Becken miteinander verbinden.

Fokus: Um die Adduktoren, die Muskulatur an den Innenseiten der Oberschenkel, optimal zu kräftigen, machen Sie eine Außenrotation. Ihre Ferse führt die Bewegung nach oben, und Ihr Bein bleibt stets lang gestreckt.

Visualisierung: Schieben Sie sich in die Länge, bis Ihre untere Taille schwebt, sodass eine wunderschöne Blume darunter erblühen kann.

Variante: Wenn Sie mit beiden Bewegungen vertraut sind, dann fordern Sie Ihre Koordination. Rollen Sie den Ball einmal nach vorn und wieder zurück, stabilisieren Sie sich und heben Sie ausatmend das gestreckte Bein an. Einatmend senken Sie es wieder und rollen erneut den Ball.

Harmonisierende Rotationen der Wirbelsäule

Zu den fundamentalsten Bewegungen des Menschen gehören die Drehungen. Hierfür arbeiten zahlreiche diagonal verlaufende Muskelzüge zusammen, die bei der Aktivierung des inneren und äußeren Schrägsystems, der entgegengesetzten Seiten, eine Rotation ermöglichen. Selbst die Atmung ist mit einer Links-Rechts-Verschraubung verbunden. Hals- und Brustwirbelsäule verfügen über ein großes Rotationsvermögen, die Lendenwirbelsäule dagegen über ein sehr geringes, nämlich nur etwa zehn Grad. Um

Über- und Fehlbelastungen vorzubeugen, müssen Drehungen, ebenso wie Beugungen und Streckungen der Wirbelsäule, ganz gleichmäßig auf möglichst viele Segmente verteilt werden.

Spine Twist – Drehung der Wirbelsäule

Die Qualität Ihrer Wirbelsäulendrehungen ist abhängig von der Beweglichkeit Ihres Brustkorbs und von der axialen Verlängerung Ihrer Wirbelsäule.

1. Setzen Sie sich aufrecht auf die Matte, unterlagern Sie gegebenenfalls das Becken mit einem Kissen, um die optimale Aufrichtung zu ermöglichen. Stellen Sie beide Füße auf und kreuzen Sie die Unterschenkel. Setzen Sie sich genau auf Ihre Sitzbeinknochen, richten Sie das Beckendreieck senkrecht aus, fassen Sie die Unterarme vor dem Herz.

2. Atmen Sie zur Vorbereitung ein, und ziehen Sie ausatmend beide Sitzbeinknochen aufeinander zu. Saugen Sie diese Kraft in den Körper hinein nach oben. Halten Sie die innere Aufrichtung, während Sie einatmen, und drehen Sie sich ausatmend aus der inneren Kraft, an der Basis der Wirbelsäule beginnend, zur rechten Seite (siehe Foto).

3. Drehen Sie sich einatmend zur Ausgangsposition zurück und wiederholen Sie alles im Rhythmus der Atmung zur linken Seite.

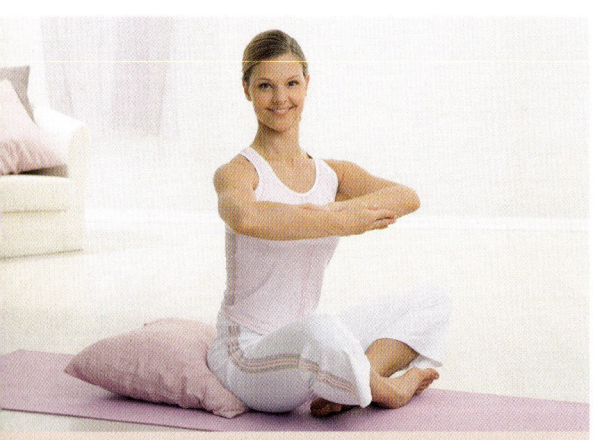

Fokus: Verlängern Sie die Wirbelsäule und drehen Sie über die gesamte Länge. Stirn, Nasenspitze und Brustbein bleiben senkrecht übereinander, die gebeugten Arme vor dem Körper. Schieben Sie die Schulterblätter zum Becken und den Scheitel zur Decke.

Visualisierung: Drehen Sie sich wie ein Weinstock im Wind.

Single Leg Twist – Einbeinige Drehung

Jetzt sind Sie bereits so erfahren in der Pilates-Technik, dass Sie die Aufrichtung und die Balance gleichzeitig schulen können.

1. Im aufrechten Stand lassen Sie das Becken nach hinten unten sinken und schieben den Scheitel nach oben zur Decke. Nehmen Sie einatmend die dreidimensionale Dehnung des Brustkorbs wahr.

2. Ausatmend aktivieren Sie Ihr Körperzentrum und stellen sich vor, einen Aufzug innerlich nach oben zu lenken. Verlagern Sie das Gewicht auf den rechten Fuß, lösen Sie die linke Ferse, den Fußballen und dann die Fußspitze, und umfassen Sie vor dem Körper mit beiden Händen das linke Knie.

3. Einatmend schieben Sie das Knie sanft in die Hände, um Ihre Aufrichtung zu unterstützen. Ausatmend lassen Sie das linke Schulterblatt nach hinten und unten sinken, führen den linken Arm im großen Halbkreis nach hinten und schauen dem Arm nach.

4. Einatmend umgreifen Sie das Knie erneut und wiederholen alles drei- bis viermal. Stellen Sie dann gefühlvoll den linken Fuß zurück und führen Sie den Ablauf zur rechten Seite durch.

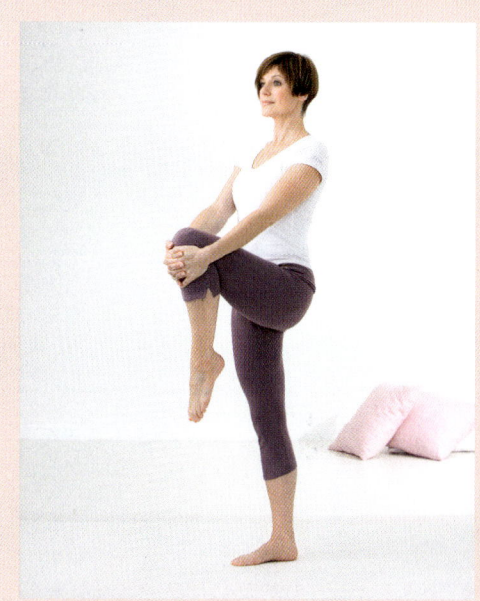

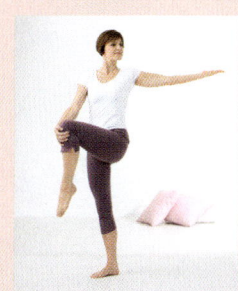

Fokus: Während der Bewegung nutzen Sie die Flexibilität Ihres Brustkorbs, die Wirbelsäule bleibt aufrecht, die tiefe Rückenmuskulatur, gleichmäßig verteilt über die gesamte Wirbelsäule, stabilisiert und dreht. Nehmen Sie bewusst wahr, wie jede Rippe nacheinander in eine harmonische Drehbewegung gleitet.

Visualisierung: Zeichnen Sie mit dem Arm einen wunderschönen Regenbogen in die Luft, und betrachten Sie all seine bunten Farben genau; drehen Sie sich über die Länge Ihres Rückens.

Stretch and Relax

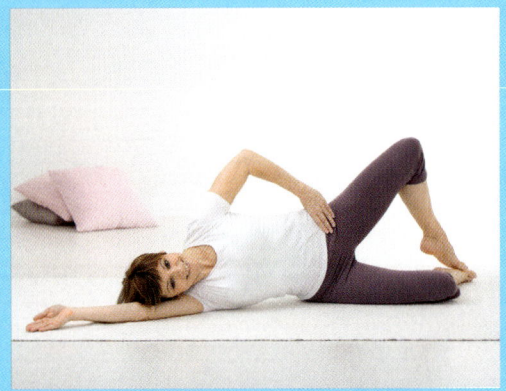
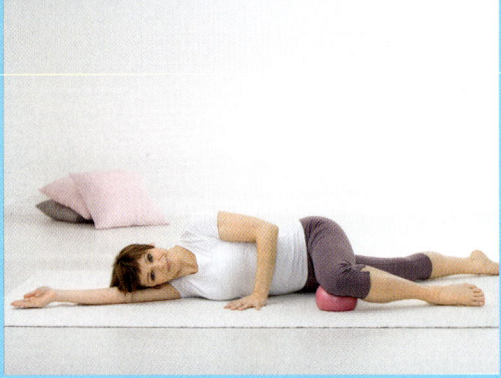

Das Pilates-Training fordert von Ihnen vor allem die Bereitschaft zum »Hinspüren«, denn das Körpergefühl, das Vertrauen in die eigenen Fähigkeiten und die Wahrnehmung von positiven Signalen bleiben oft auf der Strecke, wenn alle Sinne auf das Äußere gerichtet sind.

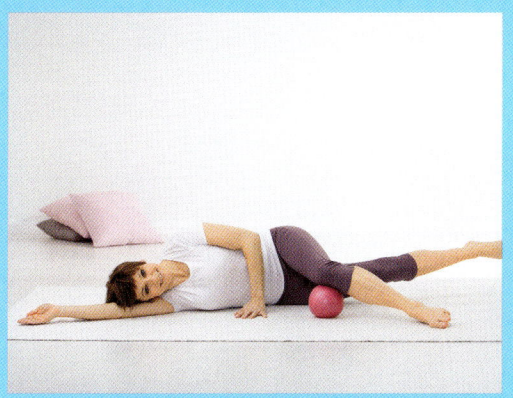

»Durch Entspannung öffnet sich das Tor zur inneren Wahrnehmung, das heißt zur Aufmerksamkeit gegenüber dem inneren Selbst.«

Fran Levy, Tanz- und Bewegungstherapeutin

Vertieftes Körperbewusstsein

Je detaillierter Ihre Wahrnehmung der Bewegungsqualität ist, desto größer wird ganz automatisch Ihr Bewegungspotential, das Ihnen den Weg zu Schmerz- und Beschwerdefreiheit ebnet. Üben Sie stets konzentriert und kontrolliert.

Die Bewegungen präzise kontrollieren

Erst wenn Sie genau spüren, was wo im Körper passiert, wird eine präzise Bewegungskontrolle möglich. Das aufmerksame Erleben von Bewegungsabläufen und -mustern eröffnet jetzt den Weg zu physiologischen Alternativen. Vertieftes Körperbewusstsein generiert motorische Reserven. Beobachten Sie während einer Bewegung mit Ihrem inneren Auge genau die Stellungsänderungen Ihres Körpers, so bieten sich konkretere Möglichkeiten zur Bewegungssteuerung. Je präsenter Sie während der Übung sind, je genauer Sie realisieren, in welcher Beziehung verschiedene Körperteile zueinander stehen, umso koordinierter sind Ihre Bewegungen. Das bewusste Spüren der Gelenkereignisse verbessert die neuromuskuläre Kontrolle.

Bei jeder Pilates-Übung wird zunächst als globaler Rahmen die Ausrichtung des knöchernen Systems fokussiert, danach werden in sinnvoller Abstimmung Kraft- und Dehnungskomponenten durch den unterstützenden Atemrhythmus ergänzt. Daraus resultieren eine gezielte Verbesserung des Zusammenspiels von Muskelschlingen und eine effektive Korrektur belastender Bewegungsmuster. Stretching-Übungen werden mit fließenden Bewegungen kombiniert. Erst wenn ein erfolgreich gedehnter Muskel in der Interaktion mit seinem Agonisten die neue

Gut zu wissen:

Sie können, wie bei der Übung »Single Leg Stretch« beschrieben (siehe Seite 101), Dehnungsübungen mit Pilates-Sequenzen verbinden oder auch die Stretchübungen als entspannenden Ausklang Ihrer Pilates-Praxis nutzen.

Dehnungslänge auszunützen gelernt hat, verbessert sich die Beweglichkeit. Durch angepassten Krafteinsatz und verbesserte Koordination ermöglicht der gedehnte Muskel eine verfeinerte Bewegungskontrolle, einen größeren Gelenkausschlag und einen aktiven Schutz für Rücken, Nacken und Schultern.

Crossed Leg Stretch – Dehnung der Hüftrotatoren

Die Balance des Beckens ist eine grundlegende Voraussetzung für die physiologische Ausrichtung der Wirbelsäule. Kraft und Dehnfähigkeit der Gesäßmuskulatur, die das Becken aufrichtet, tragen im harmonischen Gegenspiel mit dem inneren Hüftmuskel dafür die Verantwortung.

1. In Rückenlage stellen Sie den rechten Fuß auf, drehen das linke Bein aus dem Hüftgelenk aus und legen den Außenknöchel des linken Fußes auf den rechten Oberschenkel; das Fußgelenk bleibt in der natürlichen Haltung des Gelenks.

2. Lenken Sie die Bauchdecke zur Wirbelsäule, führen Sie beide Beine über den Körper und umgreifen Sie den rechten Oberschenkel mit beiden Händen. Der rechte Arm umgreift von außen das rechte Bein, den linken Arm führen Sie zwischen den Beinen hindurch.

3. Ihre Schultern liegen entspannt und breit auf. Können Sie die Schultern nicht vollständig sinken lassen, legen Sie ein gerolltes Handtuch als Verlängerung der Arme um den rechten Oberschenkel. Mit jedem der folgenden Ausatemzüge ziehen Sie das rechte Bein sanft zum Oberkörper und dehnen gleichzeitig das gebeugte Bein vom Körper weg.

4. Lassen Sie den Abstand zwischen Oberkörper und linkem Oberschenkel immer weiter werden. Damit Knorpel- und Bandstrukturen des Fußes und des Knies nicht irritiert werden, darf sich der linke Fuß nicht verdrehen. Nehmen Sie deutlich die Dehnung an der Außenseite des Beckens wahr.

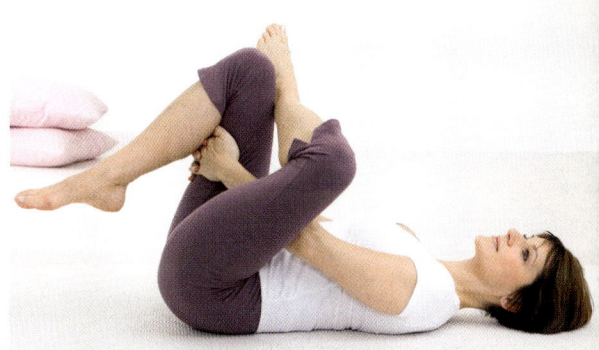

Fokus: Lassen Sie Ihr Kreuzbein schwer auf der Matte liegen, der Abstand zwischen Schambein und Bauchnabel bleibt konstant.

Visualisierung: Stellen Sie sich vor, die Muskeln an der Außenseite Ihres Beckens seien aus warmem Wachs. Sie fließen mehr und mehr in die Dehnung.

Variante: Halten Sie den rechten Oberschenkel nur noch mit der rechten Hand, legen Sie die linke Hand an die Innenseite des linken Knies. Die rechte Hand dehnt zum Körper, die linke vom Körper weg. Wiederholen Sie die Dehnung nach mehreren Atemzügen auf der anderen Seite.

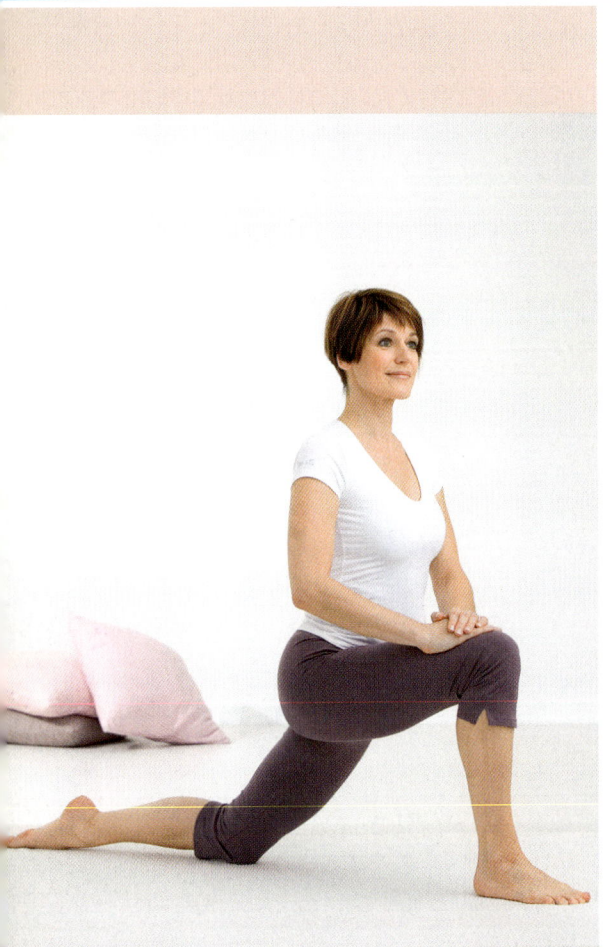

Fokus: Um den unteren Rücken erfolgreich aufzurichten, muss der innere Hüftmuskel lernen, nach und nach loszulassen. Konzentrieren Sie sich auf die Länge des unteren Rückens und die Entspannung des inneren Hüftmuskels.

Visualisierung: Stellen Sie sich die Verbindung des unteren Rückens zur Innenseite des Oberschenkels als Fluss vor – weich, fließend, beweglich und anpassungsfähig.

Psoas Stretch – Dehnung des Iliopsoas

Dauersitzen und damit Dauerbeugen des Hüftgelenks stellt in der individuellen Evolution quasi einen Rückschritt in den Vierfüßlergang dar. Um der Muskelverkürzung entgegenzuwirken, ist eine regelmäßige Hüftstreckung sinnvoll; sie sorgt für eine spürbare Entlastung.

1. Im Kniestand stellen Sie den rechten Fuß weit vor dem Körper auf. Richten Sie die Wirbelsäule in die Länge aus, beide Schultern befinden sich senkrecht über dem Becken. Ausatmend aktivieren Sie die Bauchdecke nach innen und verlagern das Gewicht nach vorn, bis die linke Leiste sich dehnt.

2. Einatmend gleiten Sie zurück in die Ausgangsposition, ausatmend wieder in die Dehnung. Nach drei bis vier Wiederholungen bleiben Sie in der Dehnung und lassen dabei die Leiste sanft in Richtung Boden sinken.

3. Mit der folgenden Ausatmung lenken Sie den unteren Rippenbogen in Richtung Becken, das Schulterblatt gleitet nach hinten und unten, so dass der rechte Arm nach oben aufsteigt.

4. Einatmend lassen Sie den Arm sinken, ausatmend gleitet das Schulterblatt wieder nach unten, es sinkt wie das Gewicht einer Bahnschranke, während diese hochgeht, also der Arm sich hebt.

5. Nach zwei bis vier Wiederholungen wechseln Sie die Seite.

Shoulder Stretch – Schulterdehnung

Nutzen Sie diese Dehnungsübung als Energie-kick. Einseitige Bewegungs- und Haltungs-muster hemmen den Stoffwechsel und den Energiefluss. Revitalisieren Sie Ihre Schulter-rückseiten, weiten Sie Ihren Herzraum und har-monisieren Sie Ihren Muskeltonus.

1. Im aufrechten Sitz auf einem Stuhl oder auf der Matte verlängern Sie die Wirbel-säule über die Aufrichtung des Beckens: Sie plazieren sich auf Ihren beiden Sitz-beinknochen und stellen sich vor, ein sei-dener Faden zieht Ihren Kopf nach oben.

2. Öffnen Sie die rechtwinklig gebeugten Arme zunächst einatmend in Schulter-höhe zur Seite.

3. Ausatmend führen Sie die Arme vor den Brustkorb, kreuzen den rechten Ellenbo-gen über den linken und schlingen die Unterarme umeinander. Der Atem fließt gelassen, während Sie beide Schultern nach hinten senken. Verweilen Sie für mehrere Atemzüge aufmerksam in der Dehnung.

4. Lösen Sie dann die Arme voneinander und wiederholen Sie den Stretch, dies-mal kreuzen Sie den linken Ellenbogen über den rechten.

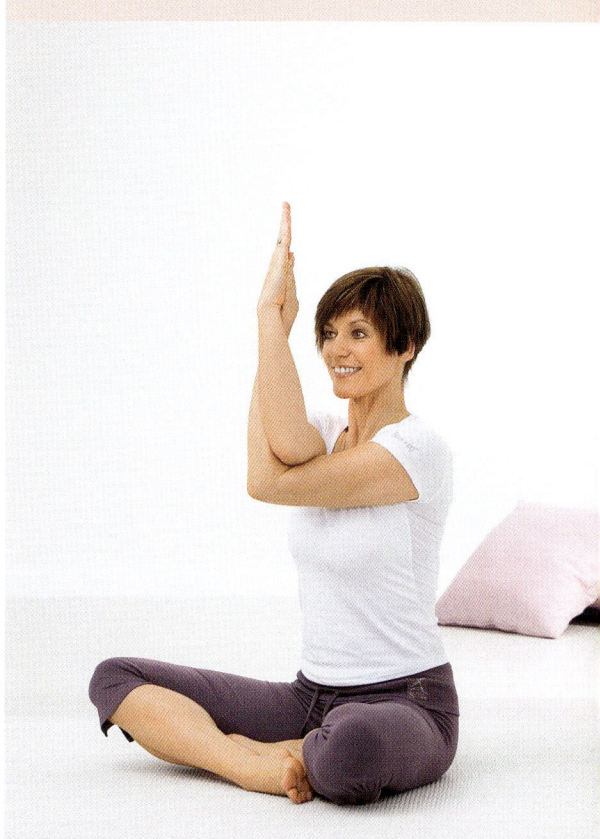

Fokus: Ihre Schultern gleiten immer weiter nach außen; nutzen Sie die Kraft des Atems, um loszulassen.

Visualisierung: Die Luft, die Ihren Ober-körper, die Schultern und den Brustkorb umgibt, ist angenehm warm und kuschelig. Werden Sie weich, weiter und breiter, um diese zarte Berührung als noch angeneh-mer zu erfahren.

111

Kieferentspannung

Stellung und Spannung des Kiefers gelten als Schlüsselelemente für die Haltung der Wirbelsäule und den Tonus der Nackenmuskulatur. Kiefer und Kopfgelenk sind räumlich eng miteinander verbunden. Die Vernetzung mit Ohr und Gehörgang können Sie testen, indem Sie möglichst vorsichtig die Kleinfingerkuppen in die Ohren stecken und den Kiefer ein bisschen verschieben, öffnen und schließen oder für einen kurzen Moment kreisen lassen. Kiefer, Zahnstellung, Gehör und Kopfhaltung beeinflussen sich gegenseitig. Körperliche und seelische Anspannung veranlasst uns, dass wir »die Zähne zusammenbeißen«, denn die Kiefermuskulatur gehört zu den typischen »Stressmuskeln«. Nächtliches Zähneknirschen (Bruxismus) über Tinnitus bis hin zu sämtlichen Nacken- und Kopfsyndromen können die sehr unangenehmen Folgen sein.

1. Im Sitzen – die Wirbelsäule ist in ihrer natürlichen S-Form aufgerichtet – machen Sie einen langen Nacken, indem Sie den Kopf sanft nach oben schweben lassen und die Dehnungsspannung im Nacken wahrnehmen.

Fokus: Bauen Sie diese Massage und die bewusste Entspannung des Kiefers regelmäßig in Ihr Pilates-Programm und auch in den Alltag ein.

Visualisierung: Stellen Sie sich Ihren Unterkiefer als Blatt vor, das beim Öffnen des Mundes langsam nach unten segelt und beim Schließen vom Wind allmählich wieder angehoben wird.

2. Legen Sie die Kuppen der Zeige- und Mittelfinger direkt vor den Ohren an, öffnen und schließen Sie einige Male behutsam den Mund. Dann gleiten Ihre Hände über die Wange nach unten. Hier befindet sich der M. masseter, der Kaumuskel. Im Verhältnis zu seiner Größe ist er der stärkste Muskel des menschlichen Körpers.

3. Beginnen Sie, diesen Muskel mit kleinen kreisenden Bewegungen sanft zu massieren; entspannen Sie dabei Ihren Kiefer immer mehr.

4. Lassen Sie nach einer angemessenen Zeit die Hände sinken und spüren Sie der Lockerung in Nacken und Kiefer nach.

Perlenentspannung

Entspannung bedeutet Gleichgewicht zwischen Ruhe- und Aktivitätsphasen im Rhythmus des Lebens, vergleichbar mit den Rhythmen des Herzens, des Zwerchfells oder wechselseitiger Muskelkontraktionen. Verbinden Sie sich in der Entspannung mit Ihren inneren Kräften, mit Ihrem sensiblen, intelligenten Bauchgefühl.

1. Begeben Sie sich in eine entspannte Rückenlage. Um den unteren Rücken noch besser zu relaxen, können Sie die Kniekehlen mit einer eingerollten Decke unterlagern oder beide Unterschenkel auf die Sitzfläche eines Stuhls oder einen großen Gymnastikball legen. Finden Sie auch für Ihre Arme die entspannteste Position, sodass Ihr Schultergürtel sowie der obere Rücken breit aufliegen.

2. Lassen Sie sich mit der nächsten Ausatmung noch tiefer in die Unterlage sinken, bis Sie das Gefühl haben, vollständig getragen zu werden.

3. Lenken Sie Ihre Aufmerksamkeit nun auf Ihre Bauchdecke, und nehmen Sie die sanften Wellenbewegungen Ihres Atems wahr. Stellen Sie sich viele kleine Energieperlen vor, die mit jeder Ausatmung zum Bauchnabel rollen und sich mit der Einatmung sternförmig nach außen verteilen. Mehr und mehr strahlen die Energiekugeln vom Bauchnabel in die Peripherie. Sie rollen zum Rücken, zum Nacken, zum Kiefer oder zu Ihren Schultern, genau dahin, wo sich Ihr Körper ein Energiegeschenk wünscht.

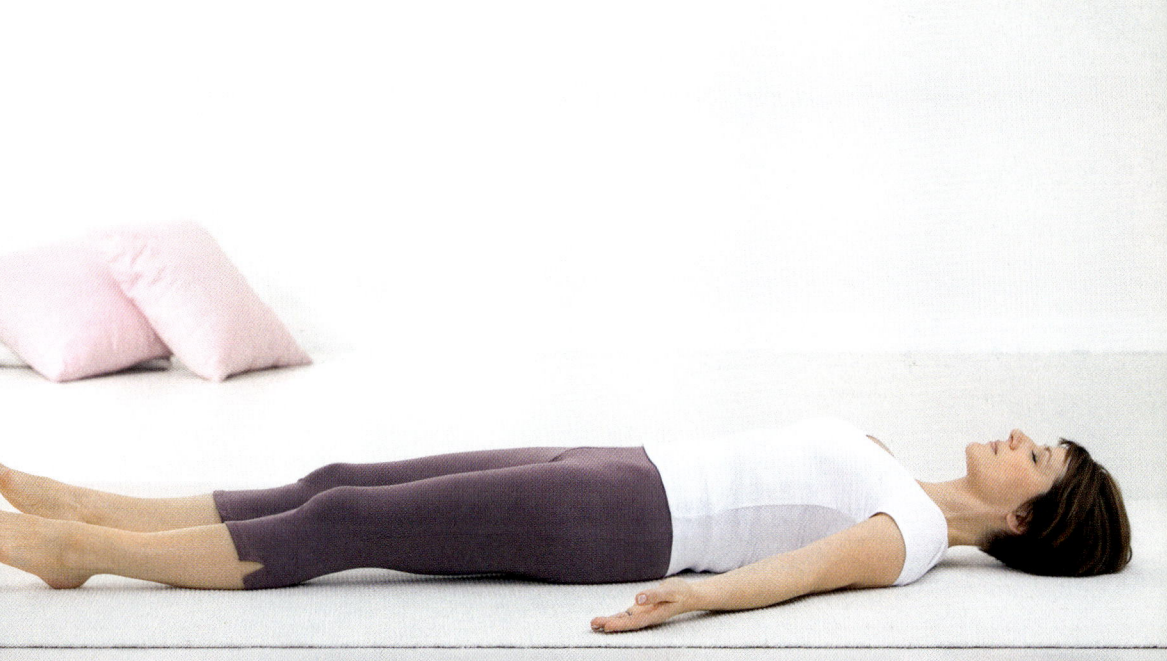

Fokus: Nehmen Sie wahr, wie Ihr Körper in der Entspannung den Bauchraum als untere Atemdimension wieder nutzt.

Visualisierung: Setzen Sie Ihren Atem ein als wunderbares Instrument, um brachliegende Kräfte zu wecken und Energieströme zu lenken. Die heilende Kraft des Atems ist eine sanfte Quelle für mehr Ruhe und Gelassenheit.

Pilates
im Alltag

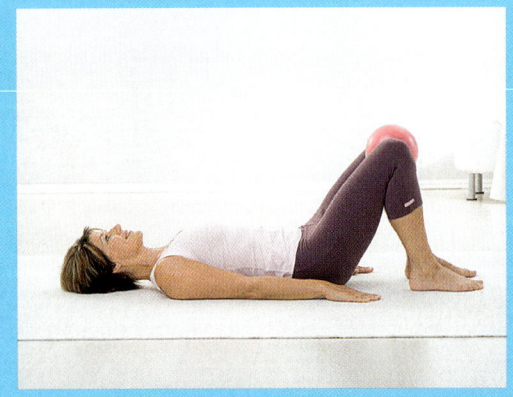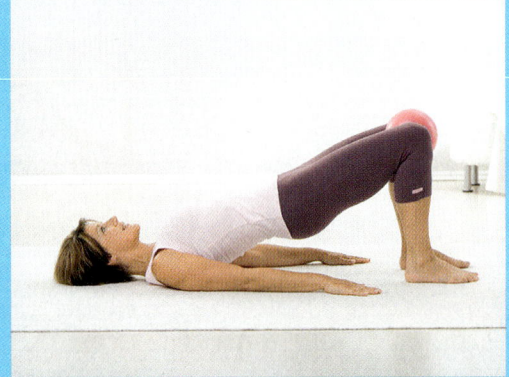

Sie kennen jetzt zahlreiche Pilates-Übungen für Schulter, Nacken und Rücken. Die folgenden Kurzprogramme mit je drei Übungen können Sie problemlos in Ihren Alltag einfügen, gleich morgens nach dem Aufstehen, während einer Pause zwischendurch oder zum Abschalten nach getaner Arbeit.

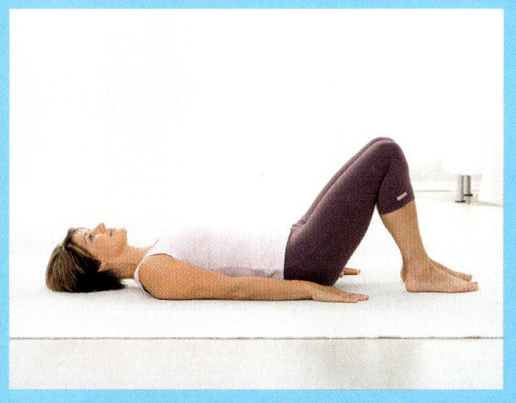

»Unsere Gesundheit bis ins hohe Alter wird entscheidend bestimmt vom täglichen Bewegungsquantum und vom regelmäßigen Training unserer Beweglichkeit.«

Dr. med. Rudolf Ziegler, Anästhesist, Sportarzt

Wirkungsvolle Kurzprogramme

Die folgenden Dreier-Kombinationen können Sie täglich durchführen, immer wenn Sie sich etwas Gutes tun wollen. Lassen Sie sich dabei tragen von den Erfahrungen, die Sie bisher mit der Pilates-Methode sammeln durften.

Rücken, Nacken und Schultern entlasten

Alle beschriebenen positiven Wirkungen des Pilates-Trainings können sich natürlich erst im Laufe der regelmäßigen Praxis einstellen. Dennoch sind kleine und größere Erfolgserlebnisse schon nach den ersten Pilates-Experimenten erlebbar. Lassen Sie sich immer wieder zum Pilates-Erlebnis verführen, vielleicht durch regelmäßige Kurse oder ein Personalcoaching – und natürlich auch, indem Sie dieses Buch aufmerksam lesen. Die beiliegende CD führt Sie systematisch durch das Übungsprogramm zu Hause.

Die folgenden Pilates-Kurzprogramme mit jeweils drei Übungen bieten Ihnen die Möglichkeit, das wunderbare Pilates-Gefühl direkt in den Alltag mitzunehmen und es immer wieder zwischendurch zu erleben, um so mehr und mehr Wesentliches zu verinnerlichen, belastende Muster und Dysbalancen aufzudecken sowie die Bereitschaft zu entwickeln, etwas ändern zu wollen. Nur dann können die kleinen Erfolgsmomente zu nachhaltiger Entlastung von Schultern, Nacken und Rücken führen. Eine angepasste Körperspannung und eine präzise Ausrichtung des Körpers ermöglichen eine geschmeidige Beweglichkeit sowie die Fähigkeit, unnötige Spannungsmuster durch eine neue Bewegungsintelligenz zu ersetzen.

Gut zu wissen:

Die Verknüpfung von Bewegung,

Atmung und Bewusstsein, die Sie durch die Pilates-Technik erfahren, ist der ideale Weg zu einem besseren Körpergefühl. Die regelmäßige Pilates-Praxis bringt Ihnen zudem eine hervorragende psychomentale Fitness.

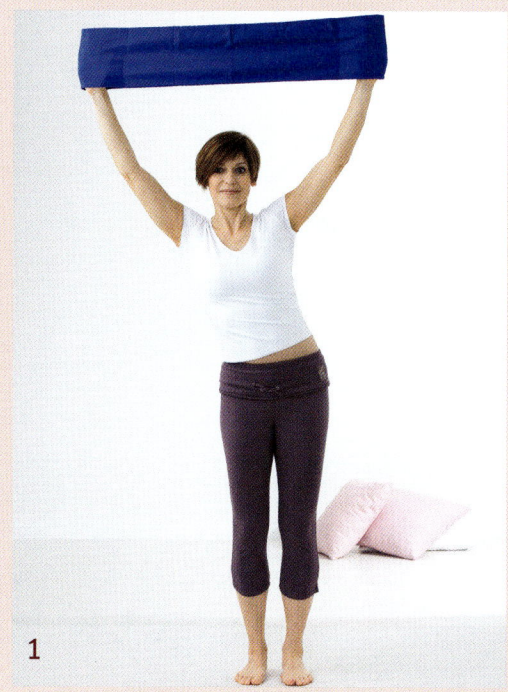

1

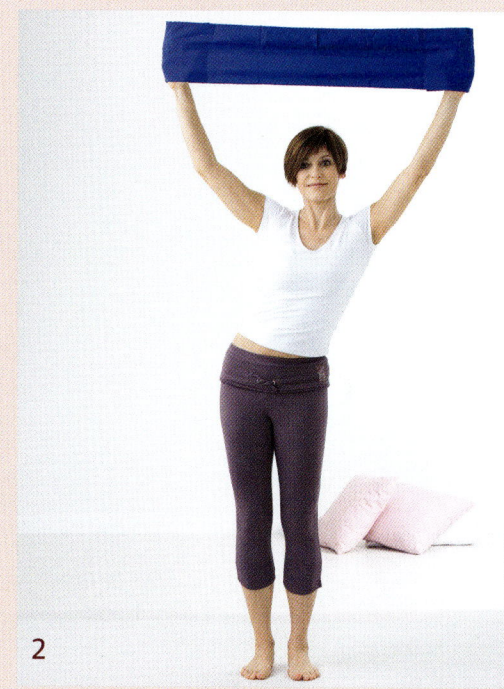

2

Pilates Wake-up

Diese drei Pilates-Tops für Nacken und Brustkorb sind der ideale Start in den Tag. Beginnen Sie gleich morgens im Badezimmer mit Ihrem Handtuch:

1. Ribcage Circles (Seite 64)

Ziehen Sie statt eines Pilates-Bands Ihr Handtuch waagerecht über dem Kopf auseinander und mobilisieren Sie den Brustkorb (siehe Foto).

2. Side Reaches (Seite 96, Variante)

Ziehen Sie im Stand das Handtuch über dem Kopf auseinander und neigen Sie sich im großen Bogen zur Seite.

3. Kleine Nick-Bewegung (Seite 44)

Fassen Sie das gerollte Handtuch an beiden Enden und legen Sie es um den Hinterkopf; unterstützen Sie das sanfte Nicken aus den Kopfgelenken, indem das Handtuch den Zug nach oben unterstützt.

Visualisieren Sie die kleinen Muskeln, welche die Fortsätze der oberen Wirbelsegmente mit dem Kopf verbinden, als einen winzigen, glänzenden Stern. Das sanfte Nicken lässt den Stern leuchten und jegliche Spannung wegschmelzen.

Pilates als Erholung für Schultern und Nacken

Nutzen Sie Ihren Bürostuhl zwischendurch als Trainingsgerät. Setzen Sie sich auf das erste Drittel des Stuhls, um nicht in Versuchung zu kommen, sich anzulehnen. Wachsen Sie über sich hinaus, und los geht's mit dem Verwöhnprogramm für Kopf, Nacken und Schultern:

1. Kieferentspannung (Seite 112)

Bei hoher Konzentration, starrem Blick, beispielsweise auf den Computerbildschirm, oder ermüdender Anspannung beißen wir gerne unnötig die Zähne zusammen. Ein verkrampfter Kiefer löst Bewegungseinschränkungen oder Verspannungen im Nacken aus; mitunter äußert sich die Anspannung auch in nächtlichem Zähneknirschen (Bruxismus). Verwöhnen Sie sich so häufig wie möglich mit einer bewussten Entspannung des Kiefers und einer Massage: Lockern Sie den Mundraum und alle Mimikmuskeln. Massieren Sie Ihre Kiefermuskulatur mit gleichmäßig kreisenden Bewegungen, und lassen Sie sich mehr und mehr auf die Entspannung ein.

2. Der Flügelschlag (Seite 53)

Nutzen Sie den Flügelschlag als entlastende Mobilisierung Ihrer Schulterblätter und fliegen Sie in Ihrer Phantasie ins Land der Träume.

3. Shoulder Slides (Seite 57)

Führen Sie die beschriebene Übung einfach im aufrechten Sitz aus. Gerade, wenn Sie viele Stunden am Computer arbeiten, können Sie damit während einer kleinen Arbeitspause Ihre Schultern und Ihren Nacken gezielt lockern und mobilisieren.
Heben Sie einatmend die Schultern in Richtung Ohren, und lassen Sie die Schultern dann bewusst während einer verlängerten Ausatmung zum Becken sinken.

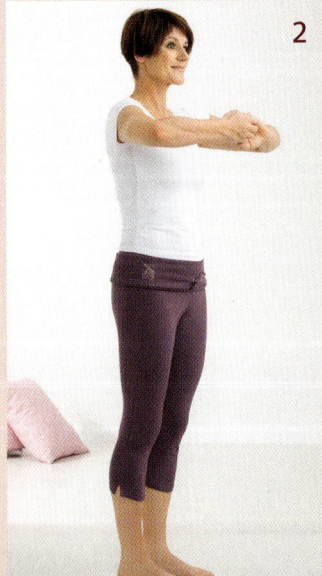

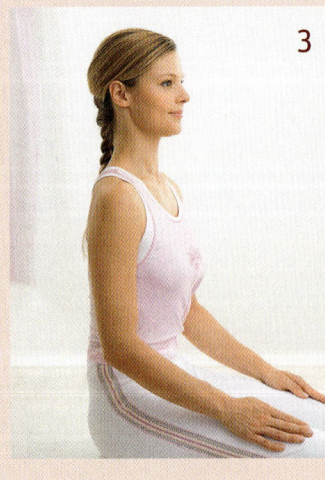

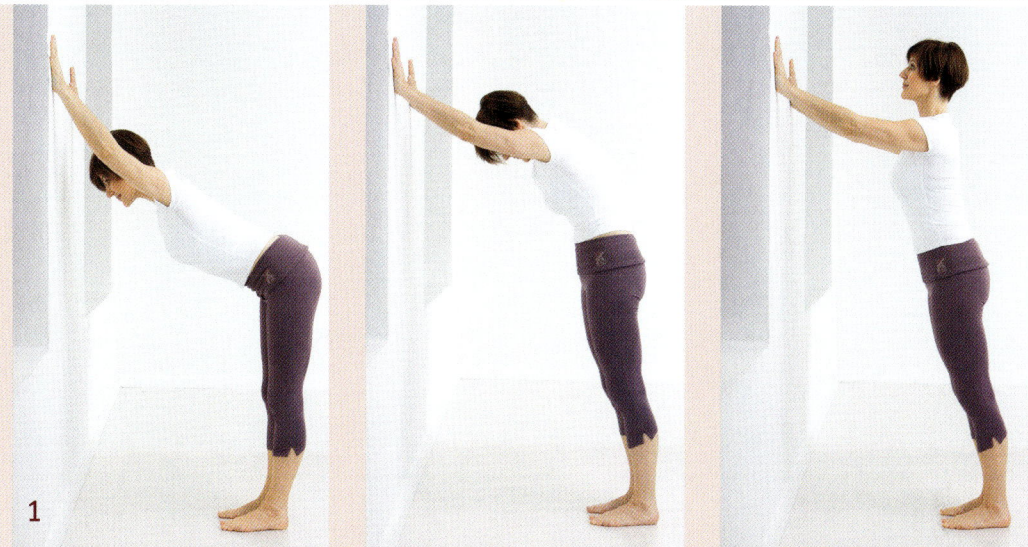

Pilates-Aktivpause

Nehmen Sie sich mindestens einmal am Tag eine kleine Auszeit und nutzen Sie eine freie Wand als Trainingspartner für Ihren Rücken:

1. Spine Waves At The Wall (Seite 76)

Im aktiven Stütz an der Wand lenken Sie ausatmend bewusst die Schulterblätter zum Becken und genießen die Entlastung von Schultern und Nacken. Kraftvoll stemmen Sie sich gegen die Wand, und gefühlvoll rollen Sie sich Wirbel für Wirbel auf und ab.

2. Entlastende Kopfachter (Seite 70)

Lehnen Sie sich mit Rücken und Kopf an die Wand, und schreiben Sie mit Ihrer Nase eine liegende Acht in die Luft. Weniger ist, wie so oft, auch im Pilates-Training mehr – die Bewegung ist sehr klein, kaum sichtbar, aber für Sie innerlich spürbar. Konzentrieren Sie sich auf die beiden feinen Gelenke, die den Kopf mit dem obersten Wirbel verbinden; Gesicht, Nacken und Schultern können sich mehr und mehr entspannen.

Schließen Sie die Augen, tauchen Sie Ihre Nasenspitze in Ihre Lieblingsfarbe und zeichnen Sie auf die leichteste und entspannteste Weise kleine liegende Achter in die Luft.

3. Windmill Arms (Seite 73)

Stellen Sie sich mit dem Rücken an die Wand. Nehmen Sie Ihre Orientierungspunkte Kopf, Brustkorb und Kreuzbein an der Wand wahr und führen Sie die fließenden Armbewegungen im Rhythmus Ihres Atems aus.

Lenken Sie ausatmend die Bauchdecke zur Wirbelsäule, stellen Sie die muskuläre Verbindung zwischen dem unteren Rippenbogen und dem Becken her, senken Sie das rechte Schulterblatt und heben Sie den rechten gestrecken Arm nach oben an. Pausieren Sie für eine Einatmung. Ausatmend heben Sie den linken Arm an und senken den rechten. Folgen Sie weiterhin Ihrer Atmung.

Pilates-Rückenvitalität

Flexibilität und Aufrichtung aus der inneren Kraft sind die beiden Pilates-Garanten für einen schmerzfreien Rücken, eine gute Haltung, eine anmutige Bewegungsweise und ein verbessertes Körperbewusstsein:

1. The Moving Cat (Seite 91)

Im Vierfüßlerstand lenken Sie ausatmend die Bauchdecke aktiv zur Wirbelsäule, um den Rücken in die berühmte Pilates-C-Kurve zu dehnen, und rollen einatmend den Rücken Wirbel für Wirbel in die natürliche Ausrichtung, geschmeidig und beweglich wie eine Katze.

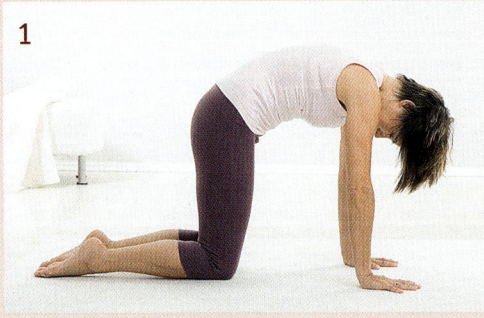

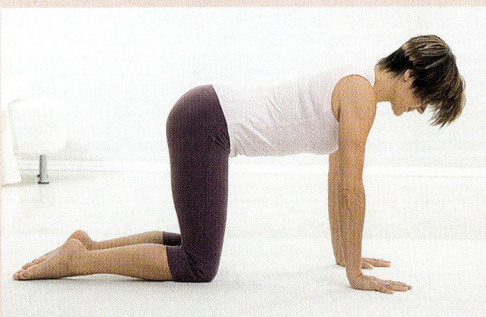

2. Single Leg Stretch (Seite 101)

In Rückenlage beugen Sie beide Beine über dem Körper. Ausatmend senken Sie die Bauchdecke und schließen gedanklich den Reißverschluss Ihrer engen Jeans; lassen Sie dabei das Brustbein sinken, heben Sie Kopf und Schultergürtel an.
Mit der folgenden Ausatmung strecken Sie das linke Bein wie einen Pfeil aus dem starken Körperzentrum nach vorn, jeweils einatmend pausieren Sie in der Haltung und tauschen ausatmend die Beine.

3. Swimming (Seite 95)

In Bauchlage stabilisieren Sie den unteren Rücken, indem Sie ausatmend den Bauch höhlen, gefühlvoll den Oberkörper in die Länge und Weite anheben und mit Armen und Beinen Kraulschwimmbewegungen ausführen.

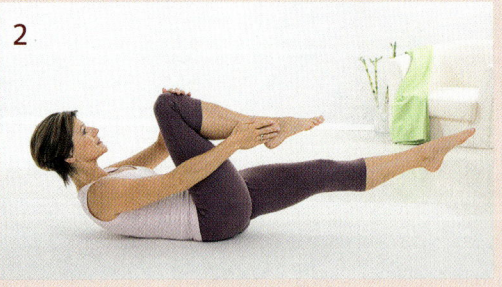

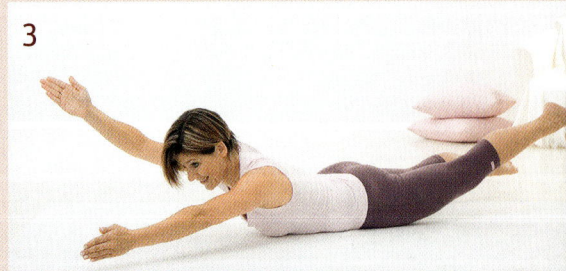

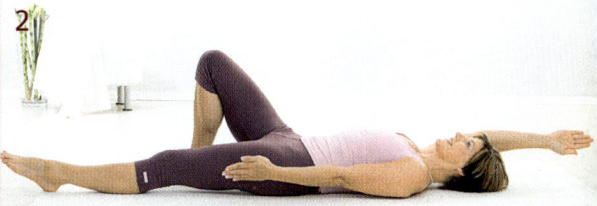

Pilates Cool-down

Lassen Sie den Tag mit einer Wellness-Oase für Ihren Rücken ausklingen, indem Sie die Beweglichkeit Ihrer Wirbelsäule und das Zusammenspiel Ihrer Rückenmuskeln schulen. Genießen Sie die Magie der Konzentration als psycho-mentales Fitnessprogramm. Vergessen Sie den Alltag, lenken Sie jegliche Achtsamkeit auf die Details Ihrer Bewegungen und deren korrekte Ausführung:

1. Kombination aus Spine Waves und Curl-ups (Seite 88)

Beginnen Sie in der neutralen Rückenlage; konzentrieren Sie sich zunächst auf die Pilates-Atmung. Spüren Sie nach, wie sich der Brustkorb während der Einatmung weitet und dehnt, wie sich die Bauchdecke während der Ausatmung senkt. Rollen Sie sich dann jeweils ausatmend Wirbel für Wirbel auf und ab.
In Ihrer Vorstellung steigen Sie dabei behutsam, Schritt für Schritt, eine Treppe mit 24 Stufen hinauf und wieder herunter.

2. Kombination aus Leg Slides und Windmill Arms (Seite 75)

Stimmen Sie sich wieder gefühlvoll über die Atmung ein. Jetzt vertiefen Sie die Aktivität Ihres Körperzentrums. Lenken Sie die Taille und die Bauchdecke aktiv nach innen, und schieben Sie aus dieser Kraft heraus einen Arm und ein Bein in die Länge.
Bleiben Sie mit Ihrer ganzen Aufmerksamkeit bei der Energie Ihres Körperzentrums.

3. Spine Twist (Seite 104)

Die bewusste Drehung der Wirbelsäule mobilisiert Ihren Rücken und gleicht Dysbalancen der beiden Körperseiten aus.
Beobachten Sie während des langsamen Bewegungsablaufs im Rhythmus Ihres Atems, ob es einen Unterschied gibt zwischen der Drehung nach rechts und nach links. Welche Muskeln halten fest und schränken Ihre Flexibilität ein? Jedes Aufdecken von Einschränkungen ist ein Schritt zur Problemlösung.

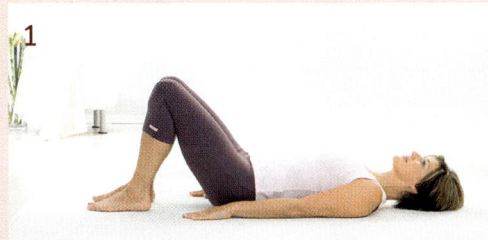

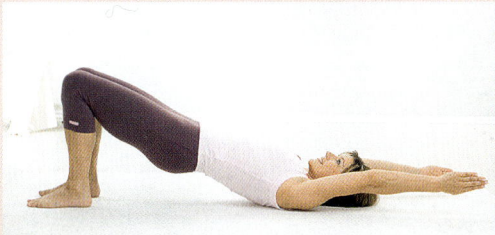

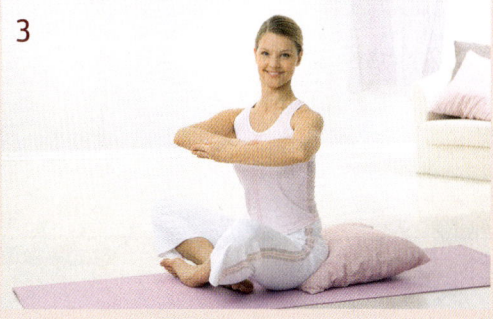

Übungsregister

Hilfreiche Adressen

Die Autorin:

www.christiane.-wolff.de
info@christiane-wolff.de

Deutscher Pilates-Verband
www.pilates-verband.de
Deutscher Pilates-
Verband e.V.
Verena Geweniger
Alte Darmstädter Str. 12 A
64367 Mühltal/Trautheim
Tel.: 0151/12 00 36 53

Pilates-Ausbildungen
www.pilates-bodymotion.de
Britta Brechtefeld
und Ute Weiler
Klutstein 22
51467 Bergisch Gladbach
Tel.: 0172/800 49 29
Fax: 02202/86 24 14
info@pilates-bodymotion.de

Pilates und Sportmedizin
Dr. med. Rudolf Ziegler
Anästhesist, Sport- und
Ernährungsmedizin
www.sportdoktor-ziegler.de

Literatur

Hüter-Becker, Antje; Betz, Ulrich; Heel, Christian: *Lehrbuch zum Neuen Denkmodell der Physiotherapie, Band 1 Bewegungssystem.* Thieme Verlag, Stuttgart 2002

Grönemeyer, Dietrich H. W.; Thorbrietz, Petra: *Mein Rückenbuch.* Zabert Sandmann, München 2004

Calais-Germain, Blandine: *Anatomie der Bewegung.* Marixverlag 2005

Franklin, Eric: *Befreite Körper.* VAK Verlags GmbH 2002

Todd, Mabel; Quadflieg, Karl H.: *Der Körper denkt mit.* Huber, Bern 2003

Wolff, Christiane: *Körperbalance mit Floor-Pilates.* Knaur Ratgeber Verlag, München 2007

Bloss, Hans A.; Wolff, Christiane; Bloss, Christopher: *Gesund mit Pilates.* Knaur Ratgeber Verlag, München 2006

Ein herzliches Dankeschön

... an Dr. med. Martin Engelhardt und Dr. med Rudolf Ziegler für ihre kompetente orthopädische, sportmedizinische Bereicherung meiner Arbeit,

... an alle meine Lehrerinnen und Lehrer, Kolleginnen und Kollegen für all ihre Inspirationen und unterschiedlichsten Denkanstöße,

...an alle meine Schülerinnen und Schüler für ihre Offenheit und Bereitschaft in meinem Unterricht, meinen Workshops und Ausbildungen, sich immer wieder auf neue Pilates-Experimente und Bewegungsweisheiten einzulassen und über ihr Feedback meine Arbeit immer weiter reifen zu lassen.

Register

Impressum

Wichtiger Hinweis

Die im Buch veröffentlichten Ratschläge wurden mit größter Sorgfalt von Verfasserin und Verlag erarbeitet und geprüft. Eine Garantie kann jedoch nicht übernommen werden. Ebenso ist eine Haftung der Verfasserin bzw. des Verlages und seiner Beauftragten für Personen-, Sach- oder Vermögensschäden ausgeschlossen.

Bildnachweis

Umschlaggrafik und Illustrationen: Gisela Rüger, München
Fotos: Silvia Lammertz, München
Ein Dankeschön an Laura Burckhardt PR (USA Pro Women's Fitness Wear & Equipment) für die kostenlose Bereitstellung der Sportkleidung.

Bibliografische Information der Deutschen Nationalbibliothek
Die Deutsche Nationalbibliothek verzeichnet diese Publikation in der Deutschen Nationalbibliografie; detaillierte bibliografische Daten sind im Internet über http://dnb.d-nb.de abrufbar.

© 2008 Knaur Ratgeber Verlag
Ein Unternehmen der Droemerschen Verlagsanstalt Th. Knaur Nachf. GmbH & Co. KG, München
Alle Rechte vorbehalten

Projektleitung: Franz Leipold
Redaktion: Birgit Kaltenthaler, Gilching
Herstellung: Veronika Preisler
Bildredaktion: Sylvie Busche (Ltg.), Markus Röleke
Layout, Satz und Umschlaggestaltung: griesbeckdesign, München
Reproduktion: Repro Ludwig, A-Zell am See
Druck und Bindung: Offizin Andersen Nexö, Leipzig

Printed in Germany

ISBN 978-3-426-64565-9

5   4   3   2   1

Besuchen Sie uns auch im Internet unter der Adresse:
www.knaur-ratgeber.de

Weitere Titel aus den Bereichen Gesundheit, Fitness und Wellness finden Sie im Internet unter
www.wohl-fit.de

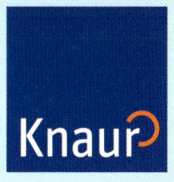

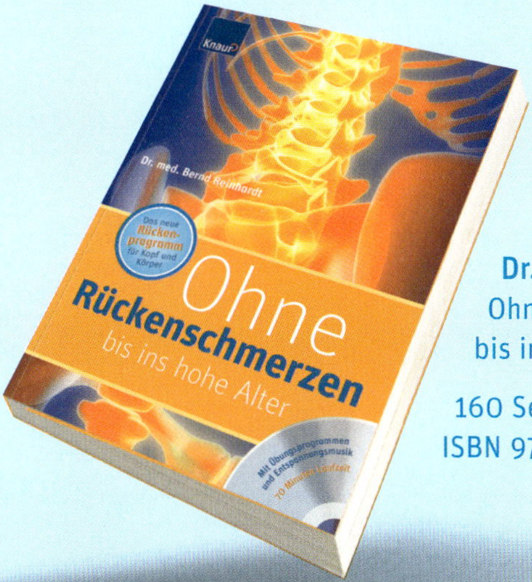

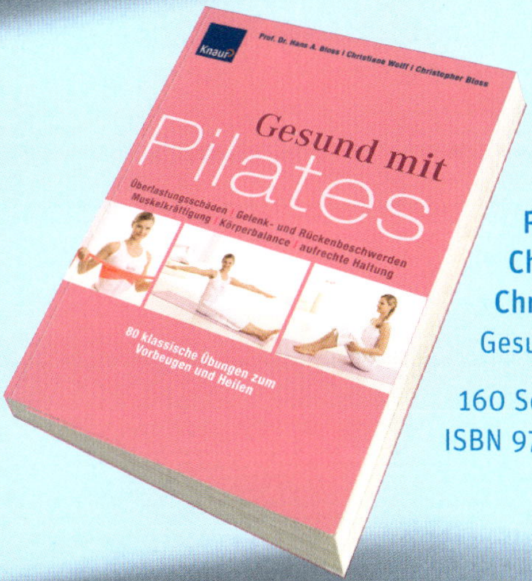

Wie Sie mit der CD üben können

Die Anleitungen auf der beiliegenden CD führen Sie schrittweise durch ein einstündiges Pilatesprogramm mit dem Fokus auf Rücken, Nacken und Schultern. Der ruhige Einstieg lässt Sie Ihre Haltung bewusst wahrnehmen und die Ausrichtung Ihres Körpers behutsam optimieren. Die folgenden fließenden Pilatesübungen schulen die Flexibilität Ihres Rückens und geben Raum, um mit den stabilisierenden Kräften zu spielen und die Konzentration auf das Körperzentrum zu lenken.

Tragen Sie beim Üben lockere Sportkleidung, die Ihnen genügend Bauch- und Beinfreiheit lässt, und legen Sie alles ab, was Sie behindern könnte. Als Unterlage ist eine Yoga- oder Gymnastikmatte empfehlenswert, um die empfindliche Wirbelsäule zu schonen. Achten Sie auch darauf, dass Sie nicht durch Telefon, Familienmitglieder, Freunde etc. gestört werden.

So üben Sie richtig:

- Führen Sie Ihr Pilates-Training immer in einer ruhigen Atmosphäre durch.

- Achten Sie während der Übungen auf die Signale Ihres Körpers. Der rote Faden Ihrer Übungen ist die Atmung. Jede Unregelmäßigkeit und jedes Pressen des Atems sind ein Zeichen für Überforderung.

- Seien Sie geduldig mit sich selbst. Die gewünschte Präzision wird bei regelmäßigem Training nach und nach immer besser erreicht werden. Im Vordergrund Ihrer Pilatespraxis steht nicht die Anzahl der Wiederholungen, sondern die Qualität der Ausführung.

- Weniger ist mehr. Jede Ausweichbewegung des Rückens sowie jegliche unnötige und übertriebene Spannung im Schultergürtel sollten Sie dazu veranlassen, den Bewegungsradius zu verkleinern, den Hebel zu verkürzen oder eine kleine Entspannungspause zu nutzen.

Steht Ihnen nicht genügend Zeit für das ganze Programm zur Verfügung, so brauchen Sie nicht auf Ihr Pilatestraining zu verzichten. Je nachdem, ob Sie den Wunsch nach mehr Bewegung haben, Ihren Rücken unterstützen, Ihre Schultern entspannen oder Ihr Körperzentrum kräftigen wollen, finden Sie auf dieser CD fünf kürzere, in sich geschlossene Pilatesprogramme. Wählen Sie eines der Kurzprogramme aus und klicken Sie dann mit der Programmierfunktion die entsprechenden Tracks an.

Bitte unbedingt beachten

Die Anweisungen auf der CD und die Übungsbeschreibungen im Buch können kein persönliches Coaching und auch keine therapeutische Behandlung ersetzen. Sie sind als Ergänzung und Vertiefung zum regelmäßigen Training unter Anleitung eines qualifizierten Pilatestrainers oder einer -trainerin gedacht. Vor dem Einstieg in Ihr individuelles Pilateserlebnis sollten Sie sich ärztlich beraten lassen.